原因の本丸はここにあった!

老いにも効果! 医療界が絶対隠したい
若山水素の超シンプルな仕組み

水素リッチ、電子リッチなカラダからはあらゆる病気が逃げ出していく

若山利文（徳島大学産業院招聘教授）
四角恒世（水素健康推進協会理事長）

ヒカルランド

序章　水素リッチで日本を再生！

若山利文（徳島大学産業院招聘教授）

「水素」と出会い、当時誰も知らなかった細胞レベルの作用機序に気づき、自分の手で「健康革命」を起こしてやろうと決めてから、20年経ちました。

水素に出会ってからは、毎日が闘いの日々でした。水素で世の中を変えることを決意し、歩み続けた20年間は、「蟷螂《とうろう》の斧《おの》」状態の連続でした。「蟷螂」とはカマキリのことで、力もないのに強い相手に立ち向かう、儚《はかな》い抵抗をするということで、文字通り、多くの困難と闘ってきました。

「燕雀《えんじゃく》いずくんぞ　鴻鵠《こうこく》の志を知らんや」

これは、高校の漢文の授業の中で教わった言葉です。「小人物には大人物の考えや志などわからない」という意味で、苦しいとき、何度もこの言葉を思い出しました。

寝食を忘れて水素事業の推進に取り組みながらも、社会的になかなか認知されず、会社の経営状態も苦しい中、何度も折れそうになる自分の心を、この言葉で励ましてきました。

燕《つばめ》や雀《すずめ》のような小人物に、一飛び千里を飛翔する鴻鵠（おおとり、くぐい）のような大人物の志がわかってたまるか！　そう自分を奮い立たせて、ここまでやってきたのです。

今、「21世紀は水素の時代である」という認識が広がり、多くの人の賛同を得ることができるようになりました。しかし、水素の本当の凄さを知っている人はどれくらいいるのでしょうか。いよいよ、「水素」は次なる飛躍に向かって挑戦する段階です。

２０２５年、日本では75歳以上の高齢者は５３３万人増え、約43万人の高齢者が必要な介護を受けられない「介護難民」になるという試算を、民間有識者で結成された「日本創成会議」が発表しています。

特に、東京・埼玉・千葉・神奈川などの東京圏は、高度経済成長期に若者が流入した影響から高齢者の数が一気に増えることが予測され、介護を受けるために受け入れ態勢のない東京圏を離れ、全国各地に移住することを考えなければいけない状況だといいます。介護業界の人手不足も大きな問題で、現在介護の仕事をしている人の中には、厳しい就労状況に心が折れてしまう人もいて、若い人たちを介護職に引きとめることができないという点も、介護業界の大きな課題で、外国人労働者の導入などさまざまな対策が検討されているようですが、具体的な解決策が見つかっていないのが現状です。

それならば、病気や要介護状態になることを想定して対策を考えるよりも、如《い》何《か》に病気を予防するか、疾病を改善して健康寿命を延ばすかを考え、その対策を検討することのほうがはるかに重要です。

日本人が、高齢者になって介護を受けることを前提に考えている限り、このような試算が発表され、そのたびにパニックを引き起こすのです。

日本人の平均年齢が85歳であれば、85歳まで健康で、病気にならなければ、そんなことで悩む必要もない。病気になるのは、薬の過剰投与や毎日食べている食品のミネラル不足が主な原因ですから、水素を取り入れ、健康長寿を目指すことが一番の解決策です。

現在の日本の医療システムは、多くの問題を抱えています。

血圧を測ったとき、「下が80、上が120がベスト」などというのは、一種の洗脳で、刷り込みです。医者の言うことを、無条件に頭から信じ込んでいる高齢者が多く、高脂血症や動脈硬化症を引き起こさないために、血圧降下剤やコレステロール低下薬、血糖降下薬などを何年も処方されて飲み続けてきた方が多いのではないでしょうか。

塩分のとりすぎが高血圧の原因として、降下薬を処方されてきました。しかし、精製過程で生命の維持に不可欠なカリウムやマグネシウムなどを除去した塩化ナトリウムを、食卓塩として戦後国民に供給してきたことで、私たちの体からミネラルが不足し、疾病を招いていることは、あまり知られていません。

病気の早期発見、早期治療を謳《うた》い、国民はほとんど強制的に健康診断に動員されています。しかし、それは製薬会社や病院がビジネスのために考えたキャンペーンであるという一面も持っています。そのため、昔はいなかった「生活習慣病の患者」が、続々と病院を訪れるようになったのです。

薬の投与が増え、病気の人が増えることで医療費は財政を圧迫します。

水素を取り入れて病気が減れば、財政に大きな負担を与えている医療費を削減し、財政を立て直すこともできるはずです。健康でいることこそが、私たちにできる最大の社会貢献です。

42兆円という膨大な財政的負担の軽減により、次世代の子どもたちへの教育投資、日本の産業の技術革新、研究開発に前向きに取り組むことが可能になります。

健康長寿であることは、社会人としての責任で、安易に国から医療サポートをしてもらうのを当然の権利と思うのは甘ったれです。

後期高齢者の年間平均医療費が100万円を超えるのは異常です。

今、日本では、100人のうち大体85人は病院で死んでいます。

死ぬ前に胃瘻《いろう》をされて、ありとあらゆるチューブをつけられて、もうそんなことをやらないでいいと言っても許してくれません。

薬漬けにして、死ぬまでに100万円、200万円と医療費を使う。

誰も頼んでないのに、医療機関が無駄遣いを勝手にやっていると言っても過言ではありません。

家族は、うちのおじいちゃん、おばあちゃんにそこまでやらないでくださいと心の中で思っていても、なかなか正直に言えないから、不必要で過剰な医療行為を徹底的にやられてしまう。国立病院のほとんどは赤字で、経営状態改善策は、「売上」を増やすことだという。「売上」を増やすために薬の過剰投与をし、それが病人をつくりかねません。

90歳になっても病気知らずで頑張っている人もいますから、高齢者に対する対応は極めて難しいのですが、人には与えられた寿命があるのに、回復することのない老人の医療・介護に国家の財政破綻を招きかねないほどの膨大な予算を使うことは果たして合理的なことかどうか、そろそろ問い直すときが来ています。

それよりも優先的に、次世代の日本を背負って立つ子どもたちの教育と、世の中を支える技術の研究開発と事業化に貴重な資源を配分するべきだという声が、そろそろ出てもいいのではないでしょうか。

コラム1 水素は、宇宙の誕生とともに生まれた！

近年、水素水や水素風呂など、日常生活の中に水素を取り入れる人が増えてきたと感じています。

「21世紀は水素の時代になる」といわれていますが、そもそも水素はいつから存在していたのでしょうか。

水素が誕生したのは、１３８億年前。

ビッグバンによって宇宙が誕生したとき、水素もともに生まれたのです。

巨大な星が大爆発を起こし、その爆発した残骸がガス円盤となって宇宙空間を漂う。このガス円盤の99％が水素なのです。

宇宙を生んだビッグバンの後も、１３８億年の時をこえて、宇宙は膨張しながら進化し、銀河系宇宙を誕生させます。私たちの生活に欠かせない太陽ですが、銀河系宇宙の中には太陽と同じような恒星が２００億もあると言われているのですから、驚きです。

太陽は、水素の塊です。
太陽で水素同士が衝突融合してエネルギーと光を生み、それらを惜しみなく周囲の星々に供給してくれているのです。

地球は、46億年前に生まれたと言われています。ガス円盤の中にあった小さな塵《ちり》が、衝突と合体を繰り返し、長い時間をかけて地球となったのです。
その地球に酸素が出現したのは、38億年前だと言われています。酸素は、紫外線による水の分解で生まれるのです。では、地球の大気に酸素がなかった時代、地球はどのような惑星だったのでしょうか。

地球は、水素ワールドでした。

光合成細菌は、水から水素をつくっていたのです。

酸素が生まれ、水素と酸素が結びつき、水の分子を誕生させ海が地球を覆います。

海の中に生きていた微生物や原始細菌たちは、酸素の毒性によって死滅してしまったと考えられており、22億年前には酸素に耐えられる好気性の細菌が出現してきます。酸素による化学反応が代謝エネルギー源となり、それを利用するミトコンドリアなどの多細胞生物が進化していくことになります。

カバーデザイン　坂川栄治＋鳴田小夜子（坂川事務所）
校正　麦秋アートセンター
本文仮名書体　文麗仮名（キャップス）

目次

第2章 これから水素・電子と微生物の強力タッグが世界を救うことになっていきます！

第3章 水素リッチ、電子リッチなカラダはこうやってつくります！

第4章 人間を支えている全ての細胞のパワーは水素からつくられている!!

第5章 男性機能がパワーアップするその仕組みとは!?

第6章 ドラッグフリーの水産と畜産が始まり、あと20年で医者はいらなくなる!?

第7章 水素の臨床的有効性の体験談

第1章

水素が宇宙の92%をつくっている、だから最終解決となるのは水素だけ

太陽は99％、星は90％が水素、つまり宇宙とは水素そのものなのです！

若山利文　皆さん、水素を見たことがありますか。

「ない」と答える方がほとんどと思いますが、実は、毎日見ています。

太陽は99％が水素で、実は水素の塊なのです。

水素がヘリウムに変わるときに、核融合で高熱が出る。約40億年かかって、太陽を構成している水素の約９％がヘリウムに変わったんです。夜見る星々も、90％は水素です。

宇宙は、今から138億年前にビッグバンで一瞬にしてできました。そのとき最初にできた物質が水素です。今、光のスピードで宇宙はどんどん広がっています。

水素をいくつか組み合わせて、いろんな物質ができました。ヘリウムができ、リチウムができ、ベリリウムができ、というふうに、全て水素がいくつか重なって、新しい元素が誕生し、名前が変わって、性質が変わって、いろんな元素ができました。

だから、今でも宇宙の92％は水素原子でできています。

石油、石炭、天然ガスも、炭素と水素がくっついて炭化水素という燃料になっているのです。

私たちの体の65％は水です。水H_2Oは、酸素と水素が2対1です。

タンパク質は、アミノ酸の集合体です。アミノ酸の正体は、窒素と水素と酸素と炭素です。タンパク質をつくっている一番多い物質は水素なのです。

例えば、木のテーブル。

木はセルロースで、セルロースは炭水化物です。

人間が食べ物をよくかんで食べると、消化酵素や胃酸で分解され、小腸で吸収されて、体内でブドウ糖になります。

パンダは竹を食べますし、牛はワラを食べますが、竹やワラは人間が食べても消化して吸収されません。なぜでしょうか。竹やワラはセルロースだからです。牛と違って人間にはセルロースを分解する酵素がないからです。

木は、炭素と水素とリグニンという物質でできています。

植物は根から水を吸い上げて葉っぱで光合成するときに、水を分解して、要らない酸素を捨てます。だから植物は酸素を出すのです。

水からとった水素と空気の中にある炭酸ガスから、光合成で炭水化物、脂質、タンパク質をつくるわけです。


生命を支えているタンパク質も、水も脂肪も、全部水素が主成分です。

炭素と水素がくっついたものを有機物といい、有機物が命を持つのです。

宇宙の実体は水素で、その水素を使って私たちは生きています。

人間を含めて動物はどんなふうに水素を使うのでしょうか。

空気の中にほとんど水素はありません。水を電気分解すると酸素と水素になりますが、動物は体の中で水を分解できません。

もし体の中で水が酸素と水素に簡単に分かれてくれたら、人は呼吸を止めても生きていられるはずです。

空気から酸素を取り入れないと生きていけないのは、体内で水は酸素と水素に分離しないからです。

生命を支えているのは水素、その水素を私たちは食べ物からだけ摂取している

若山　生命はどのようにして誕生するのでしょうか。

最初は卵子1個で、それに精子がドッキングして受精卵になり、どんどん分裂していって十月十日で誕生したときには、細胞は2兆から3兆個にふえています。

細胞の中には、ミトコンドリアというエネルギーをつくる発電機が必ずあります。

全ての細胞は生きていて、ミトコンドリアの中でエネルギーをつくっているのです。

そのエネルギーをつくる燃料が水素です。

成長していくに従って、細胞はどんどんふえていきます。

骨も血管も血液も内臓も、人間の体は全て細胞の集合体です。

その細胞を生かすためには水素という燃料が必要です。

燃料をとるために、私たちはモノを食べます。植物は根から水を吸収し、それを分解して、その中にある水素を炭素などほかの元素と組み合わせて光合成で炭水化物・脂質・タンパク質などをつくっている。だから、生命というのは結局水素が支えているのです。

私たちは、水素を食べ物からしかとることはできません。

遺伝子の設計ミス、病原菌、活性酸素、病気の原因はこの3つ！

若山　では、水素は、私たちの命にどういうかかわりを持っているのでしょうか。

病気になる人と、病気にならないでずっと健康な人がいます。

病気の原因は、大きく分けると3つしかありません。

1つ目は、遺伝子の設計ミスです。

初めから設計図が間違っていれば、先天性のいろいろな疾病が起きます。つまり、正常な細胞を持っていないから、細胞の集合体である臓器が正常に機能せず、健康を維持できないのです。

２つ目は、病原菌です。

ペストとか結核とかウイルスとか、いろいろな病原菌によって病気になります。病原菌は微生物です。顕微鏡で見なければ見えない小さな生き物のことを微生物といいます。微生物には善玉菌、日和見菌《ひよりみきん》、悪玉菌（病原菌）があります。

微生物も有機物です。微生物も、自分の体の中のミトコンドリアでエネルギーをつくっていて、そのエネルギーのもとは水素です。

人間の体の中には１０００兆個もの微生物（腸内細菌）がいて、食べたものを消化、吸収、合成する作業を受け持っています。

微生物も全部生きていて、生きるためには水素が必要です。

水素は、ミトコンドリアの中でアデノシン三リン酸（ＡＴＰ）というエネルギーをつくっています。

３つ目は、活性酸素です。

活性酸素が原因で細胞が損傷を受けることによって病気になります。

活性酸素は、生き物の細胞から電子を引き抜くのです。

電子を奪われることによって酸化が起きます。

逆に電子を与えること、あるいは電子をもらうことを還元といいます。

ガンでも、パーキンソン病でも、アルツハイマーでも、糖尿病でも、あるいは自己免疫疾患といわれるリウマチでも、ほとんどの病気の引き金になる原因は、私たちの体をつくっている細胞から活性酸素の働きで電子が引き抜かれることです。


それによって、臓器が機能不全を起こします。

病気というのは臓器の機能不全に名前をつけたものです。


では、逆に電子をどんどん入れたら細胞は元気になるのでしょうか。

お金をどんどん使うと貧乏になる。お金をバンバン入れたら金持ちになる。

それと同じように、電子をたくさん入れれば、肝臓、腎臓、膵臓《すいぞう》、血液等々、人間の体をつくっている全ての細胞のパワーが上がるわけです。

生命は電子が支えています。

水素は、電子を運ぶ乗り物、電子のキャリアー（担体）です。電子は、生命を支えている一番大もとのエネルギーです。でも、このことは医学の教科書に書いてないし、医学部でも教えません。

ミトコンドリアの中で細胞を生かすエネルギーをつくる電子のことをほとんど勉強しないで、「私は医者でございます」と言って商売しているわけです。

病気は薬がつくっているから、飲んでも副作用のない薬をつくったらノーベル賞です⁉

若山　ここで厳しいことを言うと、病院というのは、ドクターというのは、現在の医療制度のもとでは食べていくために病人が絶対必要なのです。

病人をつくらなければ食べていけないシステムになっているのです。そのために薬を患者に過剰に投与することになります。

京都大学の山中伸弥教授はiPS細胞でノーベル賞をもらいました。国のカネを毎年何百億円と入れて、これからも10年、20年膨大な研究・開発費を投入し続けても、恐らく残念ながら、ほとんど何にも出てこないでしょう。

iPS細胞で心臓とか目の網膜をつくりましたといって、50人か100人ぐらい助けてもらうかもしれませんが、そのためにおそらく1000億円、2000億円使ってしまう。iPS細胞を脳に移植して脳内にドーパミンを分泌させる技術で、パーキンソン病患者を治療する研究が進んでいますが、1人の患者を治療するのに何千万円もかかります。約16万人程いるから、これに保険を適用したら、日本は間違いなく財政的に破綻《はたん》します。

ところが、水素の投与だけで、ほとんど同じ結果を得ることができるのです。

ノーベル賞というのは1つの金字塔で、これを発見した、あるいは実現したことによって世の中に貢献し、人々を大きく幸せにしたことに対する表彰です。

もしあなたの会社がある薬を開発して、その薬でノーベル賞をもらうとしたら、それはどんな薬だと思いますか。答えは簡単です。どんな薬を飲んでも全く副作用を出なくする薬です。薬に副作用は付きものですから、副作用のない薬は存在しないのです。

抗生物質、抗ガン剤、分子標的薬等々、ありとあらゆる薬があります。

薬をどんどん開発して病気を治そうとする。世界中の製薬会社が何兆円もかけて競って薬を開発しています。何千億、何兆円かけるから、会社を存続させるために、医者と協力して何としても売らなければいけないわけです。

人間の病気はどうやってつくられるのでしょうか。

最大の原因は、病原菌やウイルスではありません。過剰な薬の投与による薬の副作用です。ありとあらゆる薬を飲むことでつくられるのです。

今、医療費は約42兆円ですが、２０３０年代になると68兆円になるといわれています。国の税収よりも医療費が多くなり、国の財政は破綻します。

私たちは飲まないでもいい薬を飲まされています。アメリカでは6種類以上の薬を医者が処方したら逮捕されると言われています。

日本では、9種類、10種類以上の薬を、平気で出します。完全に薬の過剰投与と言っていいでしょう。

薬と薬の相乗的な副作用は誰も研究していません。もちろん、国の研究機関もやっていない。

製薬会社は薬を勝手につくっておいて、飲み合わせや相乗作用の危険性については研究しない。たとえ研究しても発表しない。

透析一歩手前の患者さんに12種類ぐらいの薬を平気で飲ませています。病気は薬でつくられている、と言っても決して過言ではありません。

厚生労働省もたまりかねて、薬の過剰投与が病気をつくるから、過剰投与してはいけないという通達をやっと出しました。

細胞のエネルギーをパワーアップする水素は、薬の副作用を緩和する

若山　どんな薬と組み合わせて飲んでも、副作用のない物質があれば、こんなすばらしいことはありません。

それが水素です。

どんな化学物質でつくった薬を飲んでも、水素には副作用を見事に中和してくれる働きがあるのです。

薬を投与して対症療法的にその臓器を守る、あるいはガンなどをたたこうとすると、必ず副作用があります。

臓器は細胞がつくっていますから、細胞自体を水素でパワーアップすればいいのです。

全ての細胞の中には100個から1000個のミトコンドリアがあって、その中でATPというエネルギーをつくっています。

そのエネルギーをつくる原料が水素です。水素が電子を運び込むからです。

鮮度の悪い食べ物とは、水素が逃げて酸素に置きかえられた状態といえます。これを劣化といいます。

温度を下げると酸化のスピードが遅くなり、温度を上げると酸化が加速します。冷蔵庫や冷凍庫が鮮度保持に使用されるのは、酸化を遅らせるからです。

生命のエネルギーを支えている物質は電子で、その電子を運び込んでくれる乗り物が水素であることは既に繰り返し説明したとおりです。生命を支えている細胞のパワーは摂取する水素の量に比例するのです。

例えば、あなたが銀座でクラブを経営しているとしましょう。

儲《もう》かるためには、お客さんがいっぱい来ればいい。

お客さんがいっぱい来れば、なぜ儲かるのでしょう。

お客さんは財布を持っているからです。

お客さんが水素で、財布が電子だと思ってください。


電子のやりとりで生命は維持されています。

では、誰と誰の間で電子をやりとりしているのでしょうか。水素と酸素の間で電子をキャッチボールしているのです。

水素という元素を、野球にたとえてみましょう。

ピッチャーマウンドにいる投手が水素（原子核）で、投げるボールが電子です。投げられた電子を受けるキャッチャーは酸素です。

電子をとられると、お金をすられたと同じで、細胞は機能（パワー）を失います。お金をもらったらリッチになるように、電子をもらうと細胞はパワーアップします。

電子がエネルギーの正体だからです。

白血球も赤血球も肝臓も腎臓も膵臓も脳も、全ての臓器は細胞の集合体です。全ての細胞は、ミトコンドリアの中でATPというエネルギーをつくっていますが、水素は電子という虎の子を供給して、細胞内でアデノシン二リン酸（ADP）をアデノシン三リン酸（ATP）に変えることができるのです。ボールを受け取るキャッチャーがいなければ野球が始まらないように、水素というピッチャーは、酸素というキャッチャーを必要としています。

お金をいっぱいもらったら、みんな元気になります。借金苦から脱出するには、お金をたくさんもらえばいいのです。病気を克服するには、必要な量だけ水素をとればいい。必要量には体内環境による個人差がありますから、大は小をかねるの訓通りたくさん摂取すればいいのです。

「水素水では病気は改善しません」と、ある国立の研究所が発表しましたが、あれは正しい指摘ですが、説明不足から誤解を生みました。

病気は臓器の借金です。１０００万円の借金を背負っている人に１００円あげてどうするのか。

私たちの体には何十兆個という細胞があって、それぞれの細胞の中の数千個というミトコンドリアで水素からもらった電子でＡＴＰというエネルギーをつくっていますから、膨大な数の電子を供給するには天文学的数の水素を摂取する必要があるのです。

活性酸素が、ほとんどの病気の原因です。

活性酸素は、細胞の電子を引き抜きます。

電子を引き抜かれると、細胞は酸化し、エネルギー産生レベルも落ちてパワーダウンします。

パワーアップするには電子を供給すればいいのです。

かつて、人間の細胞の数は60兆個と本に書いてありましたが、あれはいいかげんな数字です。

『人体生物学紀要』２０１３年11・12月号に掲載された論文では、人間の細胞数は37兆２０００億個としたようですが、これはクエスチョンマークです。

細胞は１兆個が約１キロなので、体重３キロの赤ちゃんの細胞は大体３兆個です。

細胞はどんどん分裂していって、３歳、４歳になって体重が10キロになれば、細胞数は10兆個程になる。

60キロの人を基準にしたから60兆個と言ったに過ぎないのです。

でも、細胞の数は25歳をピークにして加齢とともにだんだん減っていきます。

細胞は一定の周期で生まれ変わっています。

皮膚の細胞は28日で生まれ変わります。

口から肛門までの胃や腸などの消化器官をつくっている細胞は５日間で生まれ変わります。セミより短い寿命しか持っていないのです。

口から肛門までは体の外です。

食べたものは胃で消化され、小腸から吸収されて血液に入ります。

食べたものを溶かして小さくするのは胃液や膵液や胆汁ですが、血液に引っ張り込むまで分解するには腸内細菌、つまり微生物の力を必要とするのです。

体の中に2万種数、１０００兆個もの微生物が住んでいて、それが持っている酵素でタンパク質や炭水化物を分解してくれるので吸収できるのです。

小腸で、吸収できなかったものは体外排泄されます。

そのとき、死んだ細胞も一緒に出ていきます。

血液とか骨とか血管、肝臓、腎臓、膵臓などの臓器は体内です。

それをつくっている細胞は平均3カ月で代謝します。つまり、生まれ変わる。

死んだ細胞はどこに行くのでしょうか。出口がない。出口がなかったら溶けるしかない。

細胞はタンパク質だから、酵素の働きで溶けてアミノ酸に戻る。血液に入って、体の中を循環していきます。だから、外に出ていかない。その量が1日２００〜４００グラム！

皮膚と消化器管で失われる細胞のタンパク質を補うために、1日80〜１００グラムのタンパク質を食物から補給しないといけない。

細胞をつくるタンパク質が足りなくなった分を、食物で補給しましょうと言っているだけで、ほとんどのタンパク質は体の中を循環しているのです。

病気の原因の活性酸素は水素を入れると無害な水になるのです!

若山　病気の主な原因は活性酸素です。

水素を入れてあげると、活性酸素は水になるのです。

無害な水になれば、体を傷つけません。

では、活性酸素を除去しさえすれば病気が治るかというと、そうはいかない。

あなたが大きな借金をしていたら、生活費だけもらっても借金は消えないのと同じです。長年かかっていろんな臓器にたまった借金、つまり機能不全は、臓器をつくっている細胞をパワーアップしなければ回復も改善もしません。

パワーアップするための燃料が水素ですから水素をたくさんとれば、過去の借金（機能不全）を返すことができる電子を入れることになるのです。

水素水というのは、水の中に水素ガスを溶かし込んだものです。

水の中に溶けることができる水素ガスの量はごくわずかなので、市販されている水素水を1日に2リットルや3リットル飲んでも効果はありません。

１００万円必要な人に１０００円あげるようなものだから、治るはずがない。

国立の研究所ともあろう者がこんな単純なこともわからずに、「水素水を飲んでも効果はない」と無邪気な発表をしたのだろうか。

水素水を1日に１００リットル飲んでみなさい、ほとんどの病気は確実に改善する。

でも、1日１００リットルの水は飲めない。

しかも、水素はガスだから、水素水にしてもそのままでは蒸発して、すぐ逃げてしまう。

逃げないようにするにはどうしたらいいか。

カルシウムやマグネシウムなどのミネラルに水素をくっつけて、水素化カルシウムや水素化マグネシウムにすれば、水素は粉末にできます。

肉だって卵だって、食物はみんな水素が主成分です。

水素は気体だけではなく固体にもなるのです。

水素をサンゴカルシウムにくっつければパウダーにできるから、それでサプリメントや食品添加物ができる。こうして水素サプリメントが誕生したのです。

気体があって、固体があれば、残っているのは液体です。

水素ガスを冷却して圧力をかけて液体をつくるわけではありません。

水は酸素と水素でできていますから、水素の構造に電子を入れるとエネルギーの高い液体になります。水素の正体は原子核と電子です。

pH7の中性の普通の水に100万倍の電子を注入すると、水は膨大な数の電子を持った水pH13になります。私たちはそれをつくったのです。

水素は気体にも固体にも液体にもなりますが、水素自体が液体になるわけじゃなくて、普通の水を電子密度の高い、電子リッチな水に変えるのです。その水を飲むと、細胞がパワーアップします。

その水で魚を育てたり、鶏や豚や牛に飲ませると、免疫力が高くなって、病気知らずの養殖や畜産ができる。私たちはそれを実証しました。

人間の腸の中には1000兆個もの微生物が住んでいます。

人間の細胞はピークでも60兆個です。

細胞の数は年とともにどんどん減っていきます。

例えば命という御輿《みこし》を60人で担いでいたのに、1人抜け、2人抜け、3人抜けて、40人で担いだら、1人当たりの担ぐ分は重くなります。

細胞自体のテロメア（真核生物の染色体の末端部にある構造）が短くなって、加齢とともに細胞の数が減ってくる。

減ってきて、命の御輿を支える担ぎ手が少なくなる。それが老化です。担ぎ手数が減ったら、1人ずつのパワーを上げればいいのです。その辺のへなちょこの若者じゃなくて、相撲取りを連れてくれば60人も必要ありません。30人でも、御輿を軽々と担げます。数が減っても、細胞自体にパワーがあれば、命をしっかり守れるし、病気にならない。

人間の体は臓器でできています。臓器を構成している細胞をパワーアップすればいい。そのエネルギーをつくるのは電子で、電子を運ぶのが水素ですから、水素をいっぱい取れればいいのです。

例えば、あなたがキャバレーを経営していたら、財布を持ったお客がいっぱい来ればいい。現金だけのお客と、現金とクレジットカードを持っているお客のどっちがいいかと聞かれたら、両方持っているほうがいいと答えるでしょう。

電子を1個持っているのが普通の水素です。電子を失った水素のことをプロトン（H^+）といいます。お金を持っていない貧乏なお父さんのような存在です。

お金持ちのお父さんがいるように、電子を2個持っている電子リッチな水素があり、これをH^-（マイナス水素イオン）といいます。

物理学は大きな間違いをしていました。

水素イオンにはH^+しかないと、昔の物理の教科書に書いてありました。ところが、H^-の水素イオンもある、つまり電子を2個持った水素もあるということがわかったのです。

医者はそのことを全く習っていなかったから、水素イオンというのはH^+だと思い込んでいたわけです。

ギリシャ語で、プラスかマイナスになっている原子のことをイオンといいます。

酸素も炭素も窒素も、全ての元素はイオン化するとプラスかマイナスになります。

原子の外側を回っている軌道上の電子の数によって自動的に決まっているのです。

水素だけが、プラスとマイナスの両方のイオンになれるのです。

だから、電子を余計に持った水素を摂取すれば細胞はパワーアップして、元気になる。

例えば、抗ガン剤治療をすると、副作用で体はメタメタになりますが、水素を一緒にとると、髪は抜けないし、吐き気もしないし、ほとんどの副作用はなくなります。水素が、薬の副作用を中和すると同時に、細胞をパワーアップしてくれるからです。

水素は人間がつくったものではなくて、今から138億年前のビッグバンで一瞬にして宇宙ができたとき、最初にできた原子です。

その原子を使って生きている私たち人間も、犬も猫も魚も、生きとし生きるものは全て、138億歳の同級生、と言っても過言ではありません。

コラム❷ 苦しみや逆境の中、ついに見つけた「水素」という宝

今、私は水素の普及活動に、人生をかけています。

「どうして、そこまでやるのか」と聞かれることもありますが、私が子どもの頃に経験したことが今の原点になっているのだと思います。

戦争が終わったばかりの昭和25年12月。私の父は、心臓麻痺で他界しました。

死因は心臓麻痺でしたが、明らかな医療過誤でした。

戦時中、父は資産のほとんどを中島飛行機と日本カーボンの株式に換えていました。そのため、昭和20年に敗戦を迎えた後は全財産を失い、昭和23年から病に伏すようになったのです。単なる胆石症でしたが、その当時、私た

ちが住んでいた柏崎の田舎医院に、超音波診断器があるわけがありません。胃潰瘍《かいよう》だ、慢性胃炎だ、胃痙攣《けいれん》だなどと、何度も誤診を受けていたのです。

結果、徹底的な食事制限療法を強制され、父はどんどん痩《や》せていきました。「これは、どうもおかしいぞ」と気づいたときには、父の体力は完全に失われていました。黄疸《おうだん》が出るようになったので胆石症だと判明し、すぐに医師が摘出手術を行いましたが、すでに手術に耐えられる体ではなかったのです。

結果、心臓麻痺を起こし、あっけなく他界してしまったのです。享年45でした。

当時、まだ小学5年生だった私は、父の小鼻がヒクヒクと絶え間なく動くのをじっと見つめながら、父の命の灯が消えるのをじっと見守ることしかできませんでした。私の横で泣く母は、41歳で未亡人となり、6人の子どもを1人で育てていくことになったのです。手に職を持っていなかった母は、とても苦労しました。残された田畑は、療養にかかった費用を支払うために借りたお金の弁済にあてなければいけませんでした。母は、親や兄弟などを頼り、お金を工面してくれないかと頼んでまわることもありました。しかし、1年も経てば断られることが多くなり、万策尽きてしまう。断られることはもちろんですが、お金を貸してほしいと頼みに行くことだけでも辛かったはずです。

昭和26年12月。父の一周忌が執り行われました。

その日、小学6年生になった私の手をしっかり握りしめた母は、住んでいた柏崎から実家のある荒浜の間にある鯖石川《さばいし》の上にかかる安政橋を何度も行ったり来たりしながら、思いつめた顔をしていました。そのとき、母は私と一緒に死んでしまおうかと悩んでいたのだと思います。結局、母は思いとどまってくれたので、私は今も生きています。しかし、雪が降りしきる中、母に握りしめられた私の手の痛みと母の嗚咽《おえつ》が、今も脳裏に焼き付いたままです。

なぜ、こんなことになったのか。

どうして、命を絶つことを考えるまで、母は追い詰められなければいけなかったのか。

私は6人兄弟の6番目で、すでに旧制中学や女学校に通っていた上の3人はまだしも、私のすぐ上の姉と兄は、高校に進学することもできずに就職しました。私も当然同じ運命にあったのですが、アルバイトを重ねて自分の学費を稼ぎ、中学、高校、大学を働きながら卒業したのです。どんなに苦しい環境にあっても、鯖石川の上で泣く母の姿や、私たちの生活費を稼ぐために米を入れた重たい籠を背負って泣きながら歩く母の姿を思い出すだけで耐えることができました。辛いときほど明るい楽天家を演じるようにしてきたので、いつのまにか本当の楽天家に変身してしまったようです。いつしか、私の口癖は「やってやろうじゃないか」になり、それが習性となりました。

大学卒業後は、医療関係の事業に従事しました。特に、海外の先端医療機器を日本に導入できるよう動き、私は私にできる方法で病と闘ってきたのです。

不幸にして病に倒れた人の中でも、十分な医療を受けられる人と受けられない人がいます。医療関連事業に就き、経済的に追い詰められた社会的弱者の救済を支援することが、私の社会的義務になっていました。

そして、その社会的義務を果たしていく方法として、「水素」という宝に出会うことができたのです。

第2章

これから水素・電子と微生物の強力タッグが世界を救うことになっていきます！

土の中に微生物がいない今、野菜のミネラルはかつての10分の1しかない！

若山　医者や料理研究家、栄養学者は、なぜ完全栄養食とされる牛乳を「飲むな」と言うのでしょう。

ホルモン剤や抗生物質を使わずに飼育されている牛、豚、鶏は日本にはほとんどいないからです。

抗生物質を投与すると成長が早くなり、死亡率が減りますが、耐性菌が生まれ結果として人間の健康を蝕みます。

過去50年、60年、日本の市場を独占した製薬会社があります。

この会社は世界一の製薬会社で、食品保存料、農薬、化学肥料もつくっていて、大株主は、ロックフェラー、ロスチャイルドなどの石油資本です。

世界の富を石油資本が握ったときに、彼らは地球に住む七十何億人の人たちの健康を左右する力を手に入れたのです。

農薬や化学肥料を使うと、なぜよくないのでしょうか。

残留農薬があるからではありません。

残留農薬は、雨が降って、日にちが経てば消えます。

農業は、お百姓さんがやっているのではなくて、土壌の中にいる微生物がやっているのです。

1グラムの土の中には1億~5億個もの微生物がいて、この微生物が有機物を分解してくれるのです。

微生物が、鉄とか亜鉛とかマグネシウムなどのミネラルを酵素で溶かしてイオン化します。

つまり、微生物が、土の中にあるミネラルを水に溶けるようにイオン化してくれるわけです。

だから、微生物がいなければ植物は生きられない。

砂漠には微生物はほとんどいません。微生物の食べ物である有機物がほとんどないからです。

微生物は、有機物、つまり堆肥《たいひ》などがなければ数をふやせません。

微生物が少ない土地の場合、それを補うために窒素、リン酸、カリなどの無機肥料を入れます。

植物が元気がなくなって病気になったり害虫に食べられそうになると、農薬をまきます。

そうすると、土壌の微生物はダメージを受けて、ますます数が減る。

微生物がほとんどいなければ、堆肥や有機物を分解して植物が吸収できるようにできないし、鉄や銅や亜鉛もイオン化してくれません。

今のニンジンとかトマトとか、あらゆる農産物にはミネラルがわずかしか含まれていません。

微生物が少ないので、土壌の中に含まれているミネラルを吸収できないのです。

その真犯人が農薬であり、化学肥料というわけです。

窒素、リン酸、カリだけを入れればいいと思っていると、土壌から微生物が消えていなくなる。すると土地が荒廃してダメになってしまいます。

有機野菜と有機じゃない野菜の違いは、農薬をかけたかかけないかだけの違いではありません。

カリウムとか鉄とかたくさんのミネラルが含まれているものが有機野菜です。

今の野菜は、昔の野菜の10分の1ぐらいしかミネラルが入っていません。土の中に微生物がいないからです。

善玉菌2割、悪玉菌2割。6割の日和見菌をどっちの味方につけるかが健康の鍵

若山　微生物は、人間の体の中でも、地球の生態系の中でも、最も大事な生き物

で、これがちゃんと仕事を果たしてくれます。

例えば、食べ物を放置しておくと、空気中の悪玉微生物である腐敗《ふはい》菌が有機物を腐《くさ》らせます。

でも、納豆や味噌《みそ》・しょう油、チーズは、腐敗しないで発酵します。

フランスには４００種類ものチーズがありますが、あれは４００種類もの微生物がいて、その働きで発酵を起こすのです。

発酵して、動植物にとっていい働きをする機能を持つＤＮＡの菌を善玉菌という。い、ペストや結核を招いたり、食べ物を腐らせたりするのが悪玉菌です。

微生物には、分解したり、吸収したり、発酵させたり、生命にとっていい働きをする機能を持った善玉菌と、病気を引き起こす病原菌などの悪玉菌があります。

人間は悪人が改心して善人に変わることがありますが、微生物はそういうことはありません。

ＤＮＡの働きで、初めからそれぞれの機能を持っているのです。

生命にとっていい働きをして生命を支えてくれるＤＮＡを持った善玉菌が２割、

生命にとって害になる働きをするDNAを持った悪玉菌が2割、あとの6割は日和見菌とされています。

日和見菌は、人間の選挙と同じで多数派の側につくのです。

だから、善玉菌がふえたら日和見菌全体が善玉菌に変わってしまいます。

逆に悪玉菌がふえると、日和見菌が悪玉に同調するから、下痢したり、病気になったりしてしまうのです。

1個や2個、ペスト菌やインフルエンザやエイズなどのウイルスが入っても発病しません。

要は数です。1円では何もできないけれども、1億円持っていたら、ものすごい力を発揮するのと同じです。

力というのは数の論理で、政治と同じです。

体の中に入ってきた悪玉菌と善玉菌が勢力争いをして、善玉菌が多数を占めると悪玉菌は少数派となり、発病しない。

ところが、悪玉菌がいっぱい入ってくると、日和見菌が悪玉菌のほうに味方するから、体内環境が悪化して発病するのです。

菌には初めから決まっている役割があります。

だから、納豆やチーズは体の中に入ると善玉菌として働く。

いい菌を１つ見つけただけでもノーベル賞をもらえます。

ノーベル生理学・医学賞を受賞した大村智先生は、神奈川県の川奈のゴルフ場で見つけた菌をアメリカのメルクに送って、それから抽出した菌をアフリカの風土病に勝つ薬に変えて、膨大な額のロイヤリティーをもらったといわれています。

それから、青カビからペニシリンを見つけた人もノーベル賞をもらっています。

菌というのは膨大な数の種類が地球に存在しているのです。

その中で生命にとっていい役割をするものと、病気を引き起こすものとは初めからＤＮＡで決まっているのです。

微生物というのは、海の中も含めて地球上全て、また生き物の体内で極めて重要な働きをしているわけです。

その微生物をきちんと研究してコントロールして、微生物を活用した農業、畜産、水産を行って、抗生物質とかホルモン剤を全く使わずに、ミネラルをたくさん含んだ健康な食べ物をつくる。これが次世代の「農業」のあるべき姿です。

ミネラルの組み合わせで、いろんな体にいい物質ができます。人間はミネラルをいっぱいとらないと健康にならないのです。

アミノ酸はタンパク質で、私たちの細胞もタンパク質です。

動物は自分の体内でアミノ酸を合成してタンパク質をつくっていますが、人間は20種類のアミノ酸のうち必須アミノ酸9種類を体内でつくれないから、食べ物からとるしかないのです。

たくさんの必須アミノ酸を含む食べ物ほど、栄養価が高く、健康にいいわけです。

大豆も肉も同じタンパク質だと思っているかもしれませんが、全然違います。

大豆ばかり食べている人と、血のしたたるステーキを食べている人と、どっちがパワーがあるでしょう。

肉は、トリプトファンとかフェニルアラニンとか必須アミノ酸をいっぱい持っています。

「健康」というゲームをするにあたって、いいカードをいっぱい持っているか、ありきたりのカード、つまり人間が体内でつくれるアミノ酸しか持っていないかの違いなのです。

体の中でアミノ酸からタンパク質をつくる設計図がＤＮＡ（遺伝子）です。

タンパク質は１万種類以上もあります。人間の体内酵素は約２５００種類あるとされています。

食べたものは、酵素の助けなしにはわずか36℃の体温で溶けたり燃えたりはしません。

必ず反応を促進する触媒が必要になります。

その触媒が、消化酵素、分解酵素、合成酵素等々の酵素です。

酵素は、アミノ酸の集合体で、タンパク質です。

20種類のアミノ酸を組み合わせて酵素をつくるときに不可欠な物質がミネラルなのです。

だから、ミネラルを摂取しないと、バランスのとれた酵素やタンパク質ができない。それで病気になるのです。

有機栽培の農作物じゃないと、ミネラルはほとんど摂取できません。

農薬を使うと微生物がいなくなるからです。

先ほども述べたように、今はニンジンでもトマトでも、かつての10分の1程度しかミネラルが含まれていないものが市場に並んでいます。

有機作物をつくる人のことを「勇気のある百姓」といいます（笑）。

水素の持っている電子こそ、命を支える一番重要な物質！

若山　生きているということは、エネルギーをつくっているということです。

エネルギーをつくる発電機がミトコンドリア。

生物は、生命を維持するために必ずミトコンドリアを持っています。

人間の細胞1個ずつの中にもたくさんのミトコンドリアがあります。

ミトコンドリアは、もともとは人間の細胞とは別の細菌だったものですが、細胞の中でドッキングして、酸素を使って、ものすごく効率よくエネルギーを産生して、代謝を繰り返すようになったわけです。

細胞がパワーを持たなければ機能を果たせないし、どんどんふえることもできません。

生きていくためにはエネルギーが必要ですが、そのエネルギーはATPで、ATPの原料は水素の供給する電子です。

命を支えている一番重要な物質が、実は水素の持っている電子であって、その電子を使って微生物は生きているわけです。

微生物には好気性と嫌気性があります。

好気性というのは空気が好き、嫌気性というのは空気が嫌いという意味です。

水は酸素と水素なので、魚は水を分解して酸素を呼吸していると思っているかもしれませんが、動物は水を分解できませんから、魚は、水の中に溶けている酸素をエラでこして体内に取り入れているのです。

水の中に酸素はかなり溶けますが、水素はほとんど水に溶けません。

酸素と水素の水に溶ける割合は10対1ぐらいです。

水の中に水素をいっぱい入れてみましょう。

なぜ水素を入れるかというと、微生物のミトコンドリアに電子をあげたいからです。

いかにいいピッチャーが投げても、受け取ってくれるキャッチャーがいないと野球は始まらない。それと同じように、水の中にキャッチャー役の酸素も入れて、水素と酸素の混合気体をつくります。

水素ガスは軽いので浮くけれども、ナノレベルにして水の中に入れると水素は20日間ぐらい水の中にじっとしています。

それをつくる装置を開発しました。

水は酸素と水素の化合物だから、水素の原子構造に電子を入れてあげれば、もっとパワフルな水ができるので、それを使って健康を大幅に増進することができます。

農業も畜産も魚の養殖も、私たちの食べるものはぜんぶ農薬、抗生物質、ホルモン剤だらけ！

若山　乳牛を飼育するときには、乳房炎にならないように飼料に抗生物質を入れます。

だから、牛乳の中には必然的に抗生物質がいっぱい入っています。鶏でも豚でも、ほとんどの家畜がそうです。入っていないのは全体の1％以下です。

50年前は世界の魚の年間漁獲量は約6000万トンで、日本はそのうち約800万トンを占めていたのですが、今は世界8000万トンに対して日本は400万トンを切ってしまいました。

肉やパンを食べるようになって魚を食べなくなったからです。しかも、食べる魚の半分以上が養殖になってしまった。

ハマチでも、エビでも、タイでも、ヒラメでも、ウナギでも、養殖するときに病気にならないようにエサに抗生物質を入れるのです。

日本では有機農業は０・２％といわれています。

つまり、農業も畜産も魚の養殖も、みんな農薬、抗生物質、ホルモン剤におんぶに抱っこだから、野菜も肉も魚も危険なのです。

これらは、みんな体の中に蓄積されます。

抗生物質を投与された鶏や牛豚の糞は発酵しません。

昔は鶏糞は最高の有機肥料だったけれども、今は使えないので燃やすしかありません。

でも、微生物を飼料に混ぜて投与すると、鶏糞も豚糞も、悪臭がしなくなります。それは、発酵するからです。

微生物と水素を組み合わせて飼料に配合することで、死亡率も下がり、安心安全でおいしくて、糞も悪臭のしない畜産が可能になります。

今、抗生物質を投与しないドラッグフリー畜産、水産養殖が本格的に始まっています。

水素を使って環境を変えることもできます。

5000億円かけて日本橋川の上を走っている高速道路を取り払って地下に入れるという計画があるそうです。あのままだったらヘドロの川ですが、水素テクノロジーと微生物の組み合わせにより、トンボやホタルが住む清流に変えることができます。

ヘドロを吸い出して遠心分離器にかけて水と分離しようとしても、ヘドロ化した有機物はなかなか水と分かれません。固液分離が難しいのです。

1ヘクタールの処理に1億円かかるとして、日本橋川だけでも20億円ぐらいかかる計算です。

折角処理しても、またすぐヘドロがたまってしまいます。そうならないようにするには、微生物にヘドロを分解させればいいのです。

有機物の分解に優れた能力を持つ特殊な善玉菌の集団にヘドロ処理の仕事をさせるのです。

アメリカの海兵隊の精鋭だけを集めたような軍団、それがＮＢ菌グループです。牛や豚や鶏のエサに０・１％ほど配合して食べさせると、家畜の免疫力が高まるため病気にかかりにくくなります。排泄物もきれいに酵素で分解されて、悪臭のしない、高品質の有機肥料ができます。

ＮＢ菌を化粧品に活用すると、ケミカルフリーのすばらしい化粧品ができる。その化粧品を開発したのが、四角恒世社長です。

アトピーや尋常性乾癬《じんじょうせいかんせん》などの疾病を治せる皮膚科の医者はほとんどいない。すぐステロイドを使ったりする。

水素と微生物の組み合わせで、化学物質や保存料を全く使わずに、塗るだけで肌の持っている機能をもとに戻すことのできるものを、四角社長と一緒に開発努力を重ね、約10年の歳月をかけて、ついに製品化に成功しました。

水素と微生物の組合せで、細胞のエネルギーをパワーアップして、自然治癒力を目いっぱい引き出すことのできる化粧品をつくり上げたのです。

コラム3 人生最後の勝負にかける！ 水素との出会いによって決意した日

「水素」との出会いは突然でした。

本当に人生というものは、いつ何時、何が起こるのかわからないものです。

それは、1998年のことでした。

ある友人から「食べる水素」を開発した変わった学者がいると教えてもらいました。その学者とは、理学博士の及川胤昭《おいかわたねあき》先生です。

及川先生は、サンゴカルシウムに水素ガスを反応させて、水素化する技術を開発されたのです。

最初に出会ったときの印象は、「ずいぶんと変わった面白い人だな」でした。

きっと東北生まれだろうと一目でわかる、そんな純朴さのある人で、絵に描いたような田舎者臭さが身の周りに漂っていました。毛の薄くなった頭と額との境界線を失って、酒焼けして赤く血色のよい顔につながっている。昭和16年生まれで私よりも2歳若いが、年よりも随分老けているように感じました。

名古屋大学で博士号を取り、若くして母校である山形大学の助教授となっている人物でした。1986年、科学誌『ニュートン』に、「細胞に生命が宿る時」と題した研究が紹介され、精子と卵子の結合を促進する新しい物質の発見者として、一躍時の人として脚光を浴びたのです。その功績から、ノーベル賞受賞候補者にもノミネートされるほど有名になり、バイオ研究所の所長として最先端の細胞科学の研究を続けてきたのです。そんな、及川先生に残された最後のライフワークは、男性の経口避妊薬の開発だというのです。

私は、男性避妊薬のほうではなく、「食べる水素」に興味を持ちました。

それは、及川先生が開発したという白い粉末のミネラル水素パウダーでした。

そのパウダーを、耳かき一杯分だけ水に溶かして飲んでみました。

その後、10分程度で変化を感じました。血液が毛細血管の隅々にまわり、活性酸素によって酸化された細胞が刻々と還元されていくように感じました。指先から血液を採取し、血液画像分析器で調べてみたところ、それまでくっついていた赤血球がバラバラに離れ、急に勢いよく動き出したのです。その変化は、一目瞭然でした。

「このパウダーに、クマ笹エキスのパウダーをブレンドして、小さなカプセルに詰めてみてはどうか」

そんなアイデアを思いついた私は、すぐに及川博士の研究室がある仙台に飛びました。

及川先生は、小さな研究室の中にサンゴカルシウムを水素化する装置を設置しており、この魔法の粉末をつくっていたのです。その様子を、じっくり観察したうえで、私は「もし、この粉末を使って事業にするなら、このペースでは難しい。粉末を大量生産できる設備をつくるための投資が必要だ」と考えました。

これが私にとって人生最後の勝負になるかもしれない。そう考えた私は、新しい工場をつくる資金を出してあげることにしたのです。


それまで、私はさまざまな事業をしてきました。

その当時、私も間もなく還暦を迎えるという頃でしたが、及川先生との出会いにより、新たな事業に挑戦しようという気持ちが湧き上がってきたのです。

それからの20年は、水素の社会的認知を求める、長く苦しい闘いの日々の連続でしたが、あっという間に経ちました。

第3章

水素リッチ、電子リッチなカラダはこうやってつくります！

ガンに効果があったブラジルのアガリクスも中国での栽培で毒アガリクスに……

四角恒世　私は二十数年前にプロポリスとかアガリクスを日本に紹介したのですが、プロポリスは3件目、アガリクスはまだ輸出許可がないときにかかわって日本に輸入しました。

今だからこそ、薬で病気になっているとか、医者が病気をつくっているということがマスコミでも結構言われるようになりましたけれども、二十数年前は、まだそんな時代ではありませんでした。

プロポリスなどの健康食品はすごくニッチで、ガンとかアレルギーとか、いろんな病気が本当によくなるのに、それを表に出そうとするとすごくバッシングを受けました。

主人の父親がブラジルで宅地開発の仕事をしていてインフラがあったので、それを使って輸出でも輸入でも何でもやってくれと言われていろんなことをやったのです。

私はもともと大学で文化人類学というか民族学、先住民のいろんなことを調べて社会構造を研究する学問をおさめて、最初は京都大学の梅棹忠夫《うめさおただお》先生が中心となってつくられた国立民族学博物館の開館準備期間に2年間勤めて、あとはずっと自分でやっています。

私はフィールドワークがすごく好きで、民族学で物事を縦と横で見なければいけないということを学びました。縦というのは歴史、横というのは世界中の民族の中でどういうことが起こっているのかということ。そういう視点を自分で持てたというのは、すごくよかったと思うのです。

どこの民族でも、太鼓は必ず獣の皮を張って、獣は生《い》け贄《にえ》として神様に捧げる。それから、どこの民族でも煎じるお茶を持っているのです。

高分子のモノを吸収しやすくするために煎じている。

また、〇〇酒というアルコールに漬けたものを飲んでいる。

これも高分子のものを体内に入れるためです。

ブラジルのアガリクスもすばらしい茸《きのこ》でβグルカンを豊富に含み、済生会病院の先生と組んで、結構多くのガン患者がアガリクスで助かりました。

ただ、それが中国で栽培されるようになって、重金属に汚染された茸も出回り始めたんです。

ブラジル産と比べて中国産の原価は20分の１ぐらいになり、それが重金属に汚染されていて肝臓疾患になっても、また薬が売れるわけで、20年前から、人命よりもマネーゲームという側面を目《ま》の当たりにしました。

ただ、きれいごとではなく、資本主義はお金を儲けなければなりません。そのためにいろいろな仕掛けがあって、それを知らない消費者がメディアや広告に踊らされて消費行動を起こし、経済が成り立っている現実を思い知らされました。

知らぬは消費者ばかりなりかなという世界です。

私がひとり正義感をもって立ち向かえる世界ではありませんでした。当時は、真剣に医者がこの分野に入らなければ光明は見いだせないと思っていました。それで統合医療の世界に入っていきました。

統合医療学会そして予防医学協会設立に尽力して幻滅した日々

四角　20年前は、まだ統合医療の黎明期で、東京大学の渥美和彦《あつみかずひこ》先生が統合医療学会を牽引なさっていましたが、渥美先生から「あなたは女性だから統合医療の啓蒙活動をしてください」と助言いただき、「統合医療推進市民機構」という団体をつくって、多くの先生方と一緒に講演やシンポジウムなどイベントを企画して、患者であり消費者である一般の人々の教育啓蒙活動に多くの時間を費やしました。

統合医療の世界で、多くの医者と出会い仕事をしましたが、本当に患者主体の医療に心血を注いだ先生がどれくらいいたか？　統合医療は分野が広いので結局、学会活動は東大閥が中心となったり、ドクターたちの定年後のポストの１つとなったりしている現実がありました。

私は患者が賢くならなければならないと、「お医者さんも厚生労働省も、あなたの健康を真剣に考えてくれていませんよ！　自立した患者にならなければなりませんよ！　あなたの身体を守るのはあなた自身ですよ！」と言い続けてきました。

その頃、「健康日本21」というキャンペーンを厚生労働省がやっていて、「メタボリックシンドローム」など造語をつくって警鐘を鳴らしましたが、何の数値も良くならなかった！　という結果に終わりました。

結局、トップダウンでは改革はできないし、ボトムアップでしか革命は起こらないのだと痛感しました。

若山先生とは10年以上前に出会いましたが、３年前に若山水素理論を完璧に理解して、統合医療の究極のソリューションは水素だと気づきました。それで、

「統合医療推進市民機構」を「水素健康推進協会」に名前を変えて、水素で世直しという想いで頑張っています。

日本はもう医療費で破綻するといわれ続けて数十年。その医療費増大はとどまることを知らず、42兆円をついに超えてしまいました。私たちは医療が病気をつくっているという現実を知らねばなりません。

ゲノムの解読が終わった後に予防医学会がたちあがり、希望を持って私もいろいろ協力しましたが、結局はまた学会ができポストが増えたということだけで、日本人が不得手とする学際的な研究が進むこともなく、転げ落ちるように医療費が増大していってます。

研究のための研究ではない、人間の実生活の中で必要とされる研究。それは、象牙の塔の学問の世界にとどまらない、産学共同研究であり、実社会に帰納する研究となります。

若山先生が徳島大学産業院招聘教授に就任なさり、水素テクノロジーを使った研究が、社会に一石を投じることは間違いありません。

縦割りでヒエラルキーに固められた大学が、ついに社会に門戸を開いたのです。若山先生が招聘教授になられたことには大きな意味があります。

化粧品製造販売に乗り出す

四角　私は昔からひどい乾燥肌で、父親が私の手を触って、本当に気の毒だ、油でも飲んでみてはと言うぐらい、全身ガサガサだったのです。

でも、市販の乳液を塗ると、肌がどんどん黒くなっていく。ベビーオイルもダメ。ミネラルオイルもダメ。全部石油からつくられているものだからです。

結局、化粧品で満足したものは1個もなくて、何も塗らないほうがいいぐらいでした。そして、「そうだ、私は女性だし、化粧品だとそんなに医者と絡まなくてもできる」と思ったのです。

私はとことんやらないと気が済まない性格なので、製造販売の許可を取って、ラボみたいな小さな工場をつくって、化粧品を製造し始めました。トップダウンでは革命は絶対に起こせないんだと思って、満を持して化粧品でやっていこうと思ったのです。

化粧品だと結構言えるんじゃないかと思っていたのですが、化粧品業界にはお上のような存在の組織もありました。もちろん私はそういうのには入らず、唯我《ゆいが》独尊《どくそん》で自分がいいと思ったものをやっていたのです。

病気を消す、老化を止める／なぜ水素が究極のソリューションになるのか⁉

四角　10年ほど前に若山先生と出会ってその理論を聞いて、水素こそ究極のソリューションだと納得したのです。アガリクスとかプロポリスは、効く人には効くけれども、効かない人もいる。いろいろなものがあるけれども、水素というのは元素番号1番の元素で、いわゆる健康食品の類いではありません。若山先生はこんなにすごいことをやっているんだと思って、一緒に活動し始めたのです。

若山先生は全部一から開発なさるのですが、電子のことを究明して、電子いっぱいの水をつくる機械を開発なさったのです。一番最初がサプリメントで固体、2番目が吸入器で気体、そして最後に液体を開発なさった。

化粧品は弱酸性じゃないといけないというのが化粧品業界の常識です。

なぜかというと、皮膚は弱酸性だから、弱酸性のものが一番いい。

でも、若山先生がつくるお水は強アルカリなのです。

私もいろんな本で勉強していたので、強アルカリはタンパク質などを溶かすから危険だというふうに思っていたのですが、若山先生のつくった電子リッチな機能水で有用植物を抽出して、米粉ゲルを使って、１００％ノンケミカルの化粧品をつくりました。pHは何と12、強アルカリ化粧品です。化学物質によるアルカリではなく物理的につくったアルカリですから、同じpH12でもタンパク質は溶かしません。鹿角霊芝《ろつかくれいし》とかモリンガを入れた化粧水をつくりました。

普通の化粧水は有用成分はコンマ数％ぐらいで、あとはほとんど水ですが、私がつくったものは有用成分１００％なのです。

鹿角霊芝は１００万本に１本の割合で突然変異でできた霊芝の一種で、普通の霊芝の３倍～６倍の効果効能があるといわれています。現在その突然変異の茸を培養して栽培できるようになったんです。

水素の分子は、地球上で一番小さくて皮膚の細胞の10万分の１ぐらいの大きさなので、水素が入った水は皮膚の細胞の中にスーッと入ります。

そのときに有用成分も一緒に連れて入っていくのだと思います。

「そんなアルカリ度が高いものをつけたら皮膚が溶けてしまう」とか言われている化粧水を、体中真っ赤になっているあるアトピーの人がつけたら、すごくよくなったのです。

それでびっくりして、真剣にいろいろ研究したら、結局、微生物と電子水の相性がものすごくいいということがわかったのです。

微生物もミトコンドリアで生きながらえているので、電子と一緒になると微生物自体がすごく活性化されます。

その微生物は善玉菌の塊です。

皮膚にも常在菌がいっぱいいるので、その微生物を入れることによって、従来は化粧品に入れなければならなかった防腐剤を入れないですむのです。

そして、皮膚を保護する膜をつくってくれます。

皮膚は新陳代謝が激しいので、アルカリ度が高くても真皮まで溶かすことはなくて、表面をきれいにして、そこから有用成分を入れます。

その作用機序がものすごくよかったようです。

これを今から徳島大学で検証して、その検証結果をつけて世の中にドーンと発表しようと思っています。

今、アトピーとか尋常性乾癬で悩んでいる方には福音となるでしょう。

また、健康な肌の方は肌の色が白くなって、しわもなくなるし、小顔になりましたという感想をいただきました。

水素を吸って体の中に入れて、水素が入った化粧水を使うと、還元作用で本当に若くなります。

不妊にも、そして妊娠したときにも一番安心して飲めるサプリは水素です！

四角　水素のすごいところは、とりすぎても副作用が一切ないことで、これはすごく安心です。

吸っても、サプリメントを1瓶全部飲んでも、電子機能水を1日に1リットル飲んでも2リットル飲んでも、10リットル飲んでも、別にどこもおかしくならない。

一番お勧めなのは、妊婦の方です。

おなかに赤ちゃんがいると、サプリメントとかも、もしかしたら赤ちゃんに影響があるかもしれないと思ってやめる方がいらっしゃいますが、水素のサプリは、飲めば飲むほどおなかの中の赤ちゃんもすごく元気になって、副作用がありません。

なぜかというと、全ての細胞のミトコンドリアのエネルギーになるからです。人間の体内には37兆〜60兆個も細胞があるので、どんなに水素をとりすぎても害になることはない。もういっぱいで、これ以上は無理ということがないのです。

水素を吸っても、呼気で出ていくので、24時間吸っても限界があります。

私の長男のお嫁さんは高齢で妊娠したんですが、予定日の翌々日におなかの中で赤ちゃんが心肺停止になって死んでしまったんです。

その子を帝王切開で取り出すのは簡単なんですが、帝王切開をすると1年間妊娠できないので、オギャーと泣かない子を自然分娩で取り出したんです。すごくかわいそうでした。

2人目も流産で、やっと3回目に妊娠したときは、若山先生が助けた方の中に、奇形児だから堕《お》ろしたほうがいいと言われた赤ちゃんを水素で正常に分娩させたという方がいて、その話を聞いていたので、たくさん飲んでも大丈夫だからと言って水素のサプリを思いっきりたくさん飲ませたんです。

すると、すごく健康優良児の赤ちゃんが生まれて、今、やっと1歳になりました。もう突然死もないかなと安堵《あんど》しているところです。

お嫁さんがインターネットでいろいろ調べて、「お母さん、本当ですね。妊娠したときに一番安心してとれるサプリメントは水素だと、妊婦さんの間で言われていますよ」と言ってましたが、インターネット上でいろいろ情報交換しているらしいです。

また、高齢育児も大変疲れるようで、水素サプリメントで、エネルギー補給して赤ちゃんの離乳食にも入れて、母子ともに元気に過ごしています。若山先生のお孫さんが2歳のとき白血病になって水素だけで寛解《かんかい》に。現在15歳、水素の効果ですばぬけた頭脳の持ち主となられています。

我が家もあやかりたいと、せっせと孫に飲ませているわけです。健康に生まれてくれた次は、少しでも賢い子にと、おばあちゃんは欲深いのですが、お嫁さんも想いは同じだと思います。

今、不妊症の方が多くて、何の治療もしないで自然に妊娠する可能性が低く、何らかのトラブルがあります。

7万人の不妊症の方がいるクローズドのサイトがあるのですが、そこでも「水素の吸入器を扱いたい」と言ってくれている人がいます。ご主人と2人でサプリメントを飲むとなると毎月すごくお金がかかるけれども、吸入は1つの機械で2人で使えて、メンテナンス料もたいしてかからないので、すごく経済的なんです。

若山先生が吸入器を開発なさったのは、費用対効果がすばらしいからです。「水素は量をたくさんとればとるほど病気の人にはいい」ということがわかった時点で、一番安く、家族全員が水素をたくさん体の中に入れられるものということで、吸入器を開発なさったのです。

デザインはこっていませんが、1時間に吸える水素の量は他社の追随を許さない製品です。

若山　人体で一番大きな細胞は卵子なんです。卵細胞というのは、普通の細胞の何百倍も大きい。卵子1個の中には10万個のミトコンドリアがあって、これがみんないろんな細胞に分裂していきます。

精子は、オタマジャクシのような形をしていますが、あの胴体の中にミトコンドリアがあって、自分でエネルギーをつくって尻尾を振って泳ぐのです。

ミトコンドリアを動かすエネルギーは水素です。

水素をいっぱいとると、ミトコンドリアの中でＡＴＰができるから、精子がパワーアップして速く動く。卵子とドッキングする確率が高くなる。それだけのことなんです。


四角　若山先生は過去に先進医療機器を日本に輸入していたことがあって、それで大儲けをなさったのですが、先進医療機器がたくさん医療機関に納入されても病気は減らない。逆に病気が増産されていく。医療費がどんどんふえていく。

やはり医療が病気をつくっているという現実を目の当たりにされたわけです。

その頃ちょうど水素と出会って、これが究極のソリューションになると思われて、医療業界での活動をやめました。それから20年、水素一筋にやってこられたわけです。

水素水や水素のサプリといってもいろいろなものがあるんですが、同じ水素でも、若山先生の処方のものは、他とは一線を画しています。

若山先生の電子の理論、水素の理論というのは、学びたいと思って医学部に行っても、薬学部に行っても、工学部に行っても、理学部に行っても、誰も教えてくれません。それで、私ども一般社団法人水素健康推進協会では、通信教育で水素の教育を始めたわけです。

コラム④ 先進医療技術と認定された「水素ガス吸入」

平成28年12月9日。

厚生労働省は、「心肺停止症候群で院外または救急外来に於いて自己心拍が再開し、かつ心原性心停止が推定される患者」に対して、自己呼吸再開後も昏睡が持続している場合には、集中治療室で2％の水素ガスを添加した酸素ガスを人工呼吸器で投与する治療をしてもいいと認定しました。

これは、いわゆる「水素ガス吸入療法」であり、先進医療技術として認定されたのです。

心筋梗塞などの心疾患。実は、日本では第1位のガンに次ぐ、第2位の死亡原因となっています。そして、その数は10万人を超えるともいわれています。

なぜ、厚生労働省は、水素吸入を先進医療技術として認定したのか。

その大きな理由となった水素の細胞に対する重要な働きは、２つあります。

１つ目は、心臓・脳などを含めた主要臓器の虚血・再灌流《さいかんりゅう》によって生ずる悪玉活性酸素（ヒドロキシルラジカル）を由来とする炎症の中和・除去。

２つ目は、全ての臓器を構成しているミトコンドリアの中で、水素がアデノシン二リン酸（ＡＤＰ）をアデノシン三リン酸（ＡＴＰ）に変換するエネルギーを生むこと。

水素は、血液の供給を中断したことで生じる細胞のダメージを修復してくれるのです。

人間の体の中で心臓や脳は、極めて重要な生理機能を果たしている臓器です。それらの臓器に有効な作用をもたらすと、水素の存在が医療業界で認められたのです。

心臓や脳だけではなく、糖尿病や高血圧のような、多くの人が苦しんでいる生活習慣病系の慢性疾患にも高い有効性をもたらしてくれると、水素が認められる日も近いのではないかと思っています。今こそ水素の持つ力を活用し、医療のパラダイムを根底から変える「水素による健康革命」を実現するときなのかもしれません。

第4章

人間を支えている全ての細胞のパワーは水素からつくられている!!

水素摂取のために、「水素パウダー（固体）」「水素水（液体）」「水素吸入器（気体）」を次々と開発していく……

四角　約20年前、若山先生は、ストレスから尋常性乾癬になって、ズボンが真っ赤に染まるぐらいジュクジュクになってすごく苦しまれたんですが、そのときに自分でつくった水素パウダーを塗ったら治った。そういうご自分の経験があったので、アトピーの方にも絶対に効くと思って、あるお医者さんと組んで開発することにしたんだそうです。

最初は、気体、液体のほうはまだ開発していなくて、固体だけでした。

カルシウムやマグネシウムなどのミネラルにH_2ガスを吸着させると、水素化カルシウム、水素化マグネシウムになる。

その粉末をクリームに混ぜて全身に塗ったり、お風呂に溶かしたり。

それから、水素サプリメントをガンガン飲む。大量の水素を短期間に集中してとったら、尋常性乾癬が驚くほどよくなったのです。

水素のいいところは、どれだけ大量に摂取しても、負荷がかかって、どこかがおかしくなったり、副作用が出ることが一切ないところです。

投与した量に比例して結果が出るんです。

ただ、サプリメントを大量にとると、お金がとてもかかるので、それでは水素が万人に行き渡らない。

若山先生の想いは「医療費削減で日本を元気にする」なので、それで開発なさったのが水素ガス吸入器です。

吸入だと、1台で家族全員で吸えて、ランニングコストが月に1000円ぐらいなので、これが各家庭に普及すると医療費削減になります。

次に、水素水です。

一時期、「水素水は効かない」とマスコミでたたかれたことがありましたが、それは「水素水」とは水に水素ガスを溶かしたもののことで、水素は水にわずかしか溶けないので、摂取する量が足りないからです。

水素水を1日に100リットルも飲んだら効くのです。でも、そんなに飲めません。

そこで、若山先生は、「水素は電子を運ぶキャリアーだ」という理論に沿って、電子の缶詰のような水をつくる機械を開発なさった。

若山先生は、「四角さん、見ていてごらん。この水がこれから一番売れるから」とおっしゃったんです。

ただ、水素水というと、みんなが引くような時期だったので出し方が難しくて、そこで水素健康資格認定制度をつくって、まず水素について通信教育で勉強してもらうことにしたんです。

先ほども述べたように、水素について学びたいと思っても、医学部に行っても、理学部に行っても、工学部に行っても学べません。

若山理論、えーっ、適当に言っているんでしょう、自分のところの製品を売りたいからでしょう、とちょっと疑ってかかる人がほとんどでした。

先述のとおり、私は統合医療推進市民機構という社団法人で、ドクターに代替医療を教育したり、医療費削減のためにシンポジウムや講演会などいろいろやっていたんですが、それでも世の中何も変わりませんでした。

究極のソリューションは水素だと私が納得して、２０１7年に2人代表で統合医療推進市民機構を水素健康推進協会に変えて、２０１８年の１月に認定制度ができました。

その次の段階は、若山理論が認められて若山先生が徳島大学の産業院の招聘教授に就任することになりました。

私は、10年間、ナチュラルな化粧品を開発してきたんですが、その前は世界中からプロポリスとかアガリクスなどの原料を仕入れていて、アガリクスを抽出するには何が一番いいかなど、いろいろ研究しました。

例えば、アガリクスを人間がどうやって摂取したら一番いいか。

高分子のものを低分子にしないと吸収できないので、煎じたり、アルコールに漬けるというのが古来のやり方で、臨界抽出というやり方で圧力をかけて抽出するなど、いろいろあります。

ただ、熱を加えると成分が壊れるので、若山先生の高密度電子水による抽出がすごいということに気がついて、それを基礎にクリームを開発しました。

これだったら、みんながつけられます。

これはアトピーなどで困っている人の福音に絶対なると確信しました。

健康な人でもこのクリームをつけると、色が白くなって、しわがとれる効果が期待でき、化粧品の方向でも売っていきたいんですけれども、一番最初にアトピーとか尋常性乾癬とかで苦しんでいる方々に届けばいいなということで、モニター販売にしました。

水素はヒドロキシルラジカルという活性酸素を中和するパワーを持っている

若山　人間も含めて生物は、全部細胞でできています。

細胞は、エネルギーを自分でつくっている。

細胞のエネルギーの大もとは水素で、水素は電子を運ぶ。

人間の体は、血液も血管も、骨も、肝臓も心臓も腎臓などの臓器も、全部細胞でできています。

細胞は1個ずつ生きていて、その中のミトコンドリアという発電機の中で、水素を使ってATPをつくっているのです。

アトピーなどのアレルギー症状は何が原因か。

太陽の紫外線とか、いろいろなストレスとか、食べ物によって、体内で活性酸素が発生して、それが細胞にダメージを与えることによって発症します。

パーキンソンでも、ＡＬＳでも、あらゆる疾病は体の内側にあるから、ＣＴで見たり、血液の中に出てくる酵素とかタンパク質を測って、医者が診断します。

ところが、皮膚は体の外側にあるので、目で見える。

しかも、絶えずダメージを受ける。

皮膚も細胞でできていて、その細胞を傷つける要素は基本的にはヒドロキシルラジカルという活性酸素で、活性酸素を中和できるものは水素だけです。

日本でもアトピーで3万人ぐらいの人が苦しんでいます。

とにかくかゆくて、痛みよりもっときつい。

これを改善するためには、体内で発生する原因となるヒドロキシルラジカルを水素の力で無害化するしかないんです。

カルシウムなどのミネラルに水素をくっつけて水素化ミネラルという形にして、それが水に触れると水素が出るようにつくったのが水素パウダーです。

皮膚がアトピーなどでやられたら、絶えず継続的に水素電子を供給することによって、炎症が起きたものをもとに戻す。

そのためには、例えばクリームの中に水素を入れて肌に触れたときに水素が出るようにすれば、いけるはずです。

ただ、大量にとったときに、副作用があるかどうか。

人間だけではなくて犬や猫、家畜も含めて、皮膚だけではなくて、あらゆる細胞に対して大量に水素を与えすぎると副作用があるかどうか、非常に興味があったんです。

皮膚科に行っても、ひどくなったアトピーは治す方法がなくて、皆さん、本当に苦しんでいる。

それだったら、1日のうち10時間でも15時間でも、皮膚の傷んだ細胞に絶えず水素の持っている電子を入れ続けたらどうなるか。その量と、得られる効果をずっとフォローしていったんです。

十年数年前からドクターと一緒に、見えるところだけではなくて体内、血液や臓器のレベルでどんな反応があるかを、ずっと研究しました。

水はH_2Oで水素を2個持っているので、水素原子の軌道に電子をどんどん入れていったら、エネルギーの高い電子リッチな水ができるはず。

それを使えるんじゃないかと考えました。

毎日、お風呂の中に水素パウダーを１００グラムも入れて水素漬けにしたら、確かにアトピーは改善できるけれども、それはたくさんの人を治す方法にはならないので、何とか化粧品のような形でできないかと考えたわけです。

水素サプリを摂取して体内で発生する過剰な活性酸素を抑えながら、それと併行して、一番ダメージを受けやすい皮膚に水素を塗る。

そういういろんな機能を持つようにするには何がいいかなということで長年研究して、やっとたどり着いたのがクリームなんです。

実は生物というのは微生物の力を借りなければ生きられないんです。

農業も畜産も水産も、全て微生物の力を借りている。

腸内細菌、腸内フローラ、食べたものを分解するのは微生物の力です。

微生物と水素を組み合わせたら、どうなるだろうか。

微生物も、人間と同じでそれぞれ性格が違う。ＤＮＡが違う。

ペストやインフルエンザを引き起こす悪玉もあります。

食べ物を腐らせるのは真菌あるいはカビ菌です。

発酵したり分解したり合成したりする善玉微生物の持っている酵素を十分働かせるのに水素が有効なのです。

このことがわかるまで、５年も10年も研究しました。

四角　化粧品は、常温で置いておくと、カビが発生してしまうので、腐らないようにするためにはパラベンなどの防腐剤を使わなければいけなくて、それが皮膚にダメージを与えます。
いくつかの技術を組み合わせることで、塗布しただけで皮膚の血流を劇的に改善できるものであれば、薬ではなくて化粧品として使いながら肌をもとに戻すことができるはずだということで、ついにできたのが「アクアラヴィ　ハイドロジェル」というわけです。

しかもこれは非常に安価で、アトピーやサメ肌でどうしようもなかった皮膚のトラブルが改善する効果が期待できます。

赤むけの方がこれを塗って、それまでいろいろ試した中で唯一かゆみがおさまった。薬じゃないのに、どんな薬よりもはるかにアトピーなどの皮膚疾患には効果があると言ってくださいました。

ステロイドを使うと、みんなやられてしまう。

これはステロイドをはるかに超えた化粧品で、世界中に広がると思っています。

「アクアラヴィ　ハイドロジェル」にはナチュラルバクテリアが入っています。

微生物はものすごい力を持っていて、善玉菌優位に持っていくんですね。

その微生物は腸内細菌に一番近い形な

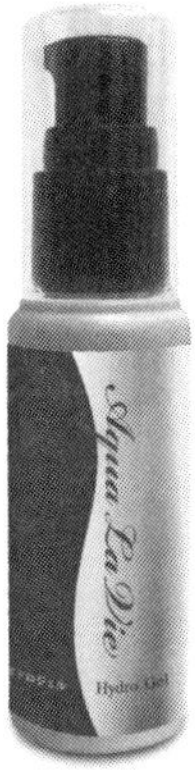

アクアラヴィ
ハイドロジェル

ので、歯茎に塗り込んでも食べてもオーケーです。

歯磨きのペーストに練り込んだら、歯周病菌が死んでしまう。

口臭も善玉菌と悪玉菌のバランスなので、口臭もなくなります。

こんなすごいものができたのかというので、びっくりしている状況です。


若山　腰痛とか、首や肩の凝ったときに、水素原末を水分に加えてペースト状にして湿布すると水素がガーッとたくさん入るので痛みが取れる。

特許を取って、今まで数千人の痛みを取りました。

整体関係の人たちにも使ってもらっています。


四角　その原理をさらに応用して開発したのが、エステサロン用の「ヒミリジェル」と「ヒミリハイドロパウダー」です。

「ヒミリハイドロパウダー」は水素の原末ですので、「ヒミリジェル」と混ぜると水分と一緒になって水素が強力に発生するんです。

これでパックすると、本当に色が白くなるそうです。

「ヒミリジェル」と「ヒミリハイドロパウダー」のすばらしい効能

四角　1つ逸話があって、土井さん（スタッフ）が2017年末に階段を16段、頭から真っ逆さまに落ちて血だらけになって救急車で運ばれて、頭を12針縫って、顔を2カ所、骨折したんです。

土井　まだつながったばっかりです。

四角　連絡をもらって、病院に駆けつけたら、待合室に彼女が座っていたので、ああよかった、命は助かったんだと思ったんですが、顔は腫《は》れ上がって紫色になっているのに、今の病院は入院させないで帰されちゃうんですね。

それで私が車でご自宅まで送ったんです。

頬骨《ほおぼね》の骨折は手術をしなきゃいけないと言われていたんですけれども、神様が願いを聞いてくれたように、ちょうど「ヒミリジェル」と「ヒミリハイドロパウダー」ができていたんですね。絶対に手術をしちゃダメと言って、必死の思いで、これを宅配便で送ったんです。

このパウダーはサプリメントと同じ原料なので、ジェルの水分と一緒になって水素が8時間出続けるんです。

彼女は、8時間おきに、24時間、これをつけて、さらに、水素吸入を12時間、それを毎日続けたら、1カ月後にはもう会社に出てこられるまで回復したんです。

土井　1カ月経ってないですよ。3週間。

鎮痛剤を使わなくても、痛みがパッと消えちゃう。

私がけがをしたのは会社中の人が知っていて、どんな顔をして出てくるかと思ったら、前よりきれいになったって(笑)。

色が白くなって、キュッと小顔になって、けがをした人の顔じゃないと。それで、これはいけると思いました。

ただ、これは業務用として出す予定なんです。ちょっと硫黄のにおいもするので。

若山　カルシウムに水素を吸着させるのにサンゴ粉末を使っていて、サンゴには硫黄が入っているからです。

水素・微生物・鹿角霊芝／究極の成分が入った「アクアラヴィ　ハイドロジェル」

四角　微生物の研究者とはずっとつながりがあったんですが、化粧品には今まで入れたことがないけれども、やっていいと許可が出たんです。

実は、歯周病治療のためのジェルをつくるという課題が1つあったので、私にやらせてほしいと言って、これをつくったんです。

「アクアラヴィ　ハイドロジェル」は、若山先生の高密度電子機能水をベースに、ナチュラルバクテリアと鹿角霊芝のエキスを配合しています。

とにかく天然の成分でやりたいと思って、このとろみは米粉のゲルですし、全部食べられるものでつくっています。

ナチュラルバクテリア（以下、「NB菌」と表記）を防腐剤がわりに入れました。入れてないものはすぐかびるけれども、この製品は常温でも全然かびません。シャーレでのカビ繁殖テストも全部オーケーでした。


若山　この化粧品は、防腐剤を一切使わなくても大丈夫なんです。

生ものが腐るのは、腐敗させるバクテリアが空気中にいるからです。

NB菌というのは200種類以上の菌の集合体で、全て善玉菌です。

そのうち30種類は国際特許を取ってあります。

アメリカの海兵隊のエリートを200人集めて守らせるようなもので、どんなに悪いやつがやってきても、全部制圧できる。

例えば、ペスト菌が1個では、ペストにはならないんです。

体内で菌の数がふえたら、発病します。

先述のとおり、人間の体内にある菌は、大体2割が分解したり合成したりする善玉菌、2割が腐敗させたり病気を起こす悪玉菌で、6割は日和見菌なんです。

日和見菌というのは、力の強いほうにコロコロッと変わります。

善玉菌が強くなると日和見菌が善玉菌のほうにつくので善玉菌が８割になって、悪玉菌の数がふえないので発病しません。

体内環境が悪くなって悪玉菌の数が体内でふえると発病するんです。

生体のあらゆる細胞にいい働きをするＤＮＡを持った菌を２００種類見つけて、善玉菌の集団をつくったのがＮＢ菌です。

それをサプリメントに入れると、腸内で、乳酸菌とかビフィズス菌の何百倍もの働きをします。

納豆菌も強いけれども、それよりはるかに強い集団です。

それをこの中にごくわずか入れるだけで、空気中にいる悪玉菌が働けないように抑えるんです。

骨折した箇所に水素入りの湿布をしたらボルトを入れなくても骨がくっついた!?

四角　大雨の日に若山先生は新橋で社員と一緒に飲んで、「じゃあな」と言ってみんなと別れた後で、タクシー乗り場のマンホールのところでツルッと滑って転ばれたらしいんですよ。

若山　病院に行ってレントゲンを撮ったら、足首を2カ所骨折しているからボルトを入れると言われたんですけれども、このままくっつけちゃえと思って、水素を練り込んだペーストの湿布をギプスみたいにして自分でつけたんです。

医者がくれた鎮痛剤は1つも飲まなかった。

水素をいっぱい飲むと、炎症を抑えるから、痛みが全部消えるんです。

四角　アトピーにいいのも、これをつけると炎症がおさまって、かゆみがなくなるからなんです。

若山先生は全治半年と医者に言われたけれども、水素だけで、松葉杖２本がすぐに１本になって、あっという間に歩けるようになられました。

土井　その水素パックをベースとして、お顔用にジェルをつくりまして、お顔水素パック「ヒミリジェル」ができあがりました。エステ用で１００回分の業務用となっていて、価格は５万円と少し高めですが、個人のお客様が喜んで購入なさいます。毎日やるから１００回分で５万円でも安いと言われました。

四角　何がよくなったんでしたっけ。

土井　ある方が韓国に行ったときに韓国コスメを買われて、１回使ったら顔中かぶれて、吹き出物でボコボコ状態で、炎症で真っ赤になったとご連絡いただいて、すぐお送りしたんですね。

この方はこのとき初めて使ってくださったんですが、かゆみがすぐなくなり、赤みが引いていって、１週間後にはきれいな状態に戻ったんです。

四角　かぶれとか炎症系にもいいし、トラブルのない普通の肌の人は、色が白くなり、肌がひきしまるそうです。

コラム5 高齢化社会の大きな課題「認知症」と水素の関係

日本の少子高齢化が進んでいる。

高齢者がふえ、介護を必要とする人がふえている一方で、介護業界では深刻な人材不足に悩まされているそうです。

その中で、大きな課題となっているのが、高齢者の「認知症」です。

２０２５年には、認知症患者が約７００万人にまでふえるといわれていますが、もうそう遠くない未来の話です。

医療経済研究機構が約１８０万人のデータを分析した結果を発表しました。

その内容とは、認知症を患って入院し、治療を受けて退院しても、同じ病気やけがで再入院するリスクが１・５倍に高まるという結果でした。

家族が認知症になれば、「病院に入院させれば、元気になるはずだ」と思っている方が多いようですが、その入院そのものがリスクになってしまうことを覚えておいてください。

では、なぜリスクは高まるのでしょうか。

認知症患者は、転倒による骨折、脳梗塞、肺炎などで入院することが多いです。

しかし、環境の変化に対応することが難しい認知症患者は、投薬による意識障害で興奮が起きやすい状態になってしまいます。ベッドに寝かせたままにしておいたり、安全のために身体を拘束されることもあるので、活動量が減って身体機能が低下した状態で退院し、その後も服薬に頼る結果となってしまうのです。

日本の死亡原因第1位はガンであり、それに次ぐのが心疾患、脳血管疾患、肺炎だと言われていますが、実際には死亡原因の第3位は「過剰な医療」です。

過剰な医療とは、不必要な薬の服用であり、それによって生じる副作用です。アメリカでは年間10万人以上の方がこれで死亡しているという衝撃的な記事が、ワシントン・ポスト紙に掲載されました。この数字は、あくまでも病院内で行われた推計であり、病院外も合わせると19万人以上いると予測されているのです。

認知症患者を家族に持つ人は、退院後の服薬についてどう対応していくべきなのか。

ここでも、水素を活用できるのです。身体機能が低下しているため薬の副作用を招くような薬の投与に代えて、水素を活用するほうが有効ではないかと私は考えています。

平成27年、東京都港区で開催された「認知症の早期発見、予防・治療研究会」で、私はある研究結果を報告しました。

それは、要介護レベル5のアルツハイマー型認知症の患者の症状が、水素の大量投与によって劇的に改善したという報告でした。その患者は、臨床試験の結果、要介護レベルを5から2まで落とすことができたのです。しかし、認知症の専門医たちの反応はとても薄く、完全に無視された状態でした。このような結果を出されては、無視する以外の対応が思いつかなかったのかもしれません。

第5章

男性機能がパワーアップする その仕組みとは⁉

体の中を電子リッチな環境にすると全てがよくなる仕組みが発動する

若山　自律神経は交感神経と副交感神経のバランスで、リラックスすると副交感神経が優位になります。水素が体の中に入ると、副交感神経が優位になるんです。そうすると、血管が拡張して。血流が上がるんです。

血流が上がると、皮膚や血管、全ての臓器をつくっている細胞の中でＡＴＰがたくさんつくられます。

このように血流がいいと、血色がよくなるに決まっているのです。

痛みとか肩凝りというのは、鬱血《うっけつ》して起こるんです。

血管を拡張すると血液がたくさん流れるから、酸素と血糖が細胞にたくさん行きます。

血糖というのはブドウ糖で、ブドウ糖の主成分は実は炭素と水素です。

だから、水素がいっぱいあると、筋肉とか全ての臓器をつくっている細胞がパワーアップするんです。

血液がたくさん流れれば、体温が上がります。

冷え性の人は、血流が悪いからです。

血流が悪いということは、血管が緊張して収縮しています。

副交感神経を優位にすれば、緊張が解けて血管が拡張します。

だから体温が上がるんです。

水素をとると、血流がよくなって体温が上がります。


人間は約2500種類の酵素を使って、食べたものを分解したり合成したりして生きています。

体温が上がると、酵素の働きがよくなります。

体温が1℃上がると、免疫力は何倍にも上がるんです。

電子がエネルギーのもとだから、電子をいっぱい入れれば細胞がパワーアップする。ミトコンドリアの中でアデノシン二リン酸をアデノシン三リン酸に変えるときに必要なのが電子だからです。

その電子を運んでくれるのが水素だから、水素をいっぱいとれば、電子が多くなり、細胞が生き返ります。

「塗る水素サプリ」化粧品「トリプルエイチ」シリーズ

四角　一番最初に私がつくったのが「トリプルエイチ　ナチュラル　ハイドロコスメティクス」というものです。

ソープと化粧水（ローション）とクリームがありますけれども、クリームは水素の原末を世界一のポリフェノール量を誇るチュニジアのオリーブオイルに練り込んでいます。

肌につけると水素が少しずつ出る設計になっています。

肌にスッと入ります。髪の毛にも使えます。

これには微生物は入ってないです。

土井　これはにおいがすごく評判がよくて、精油をブレンドしたオリジナル。

ほかにオールインワンジェルの「リ・アクア　ジェルリッチクリーム」というものがあり、これと「ナチュールソープ」だけで、お肌のケアは完了します。

四角　次に前出の「アクアラヴィ　ハイドロジェル」と「アクアラヴィ　ハイドロウォーター」をさらに詳しく紹介します。

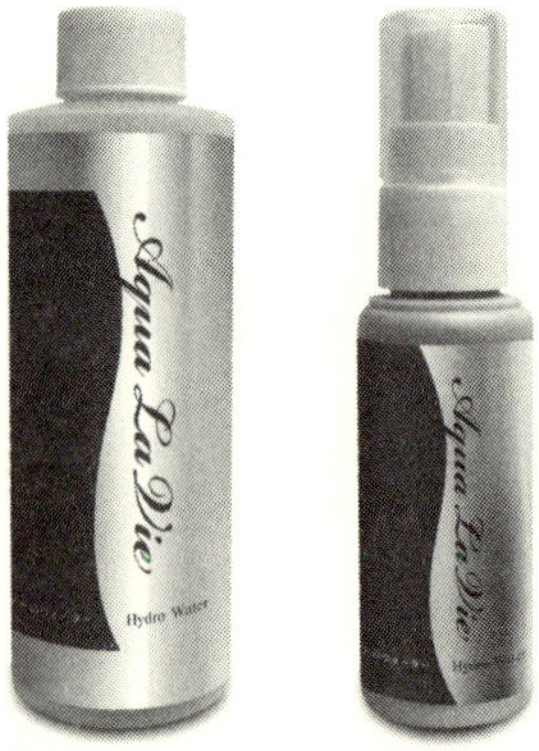

アクアラヴィ
ハイドロウォーター

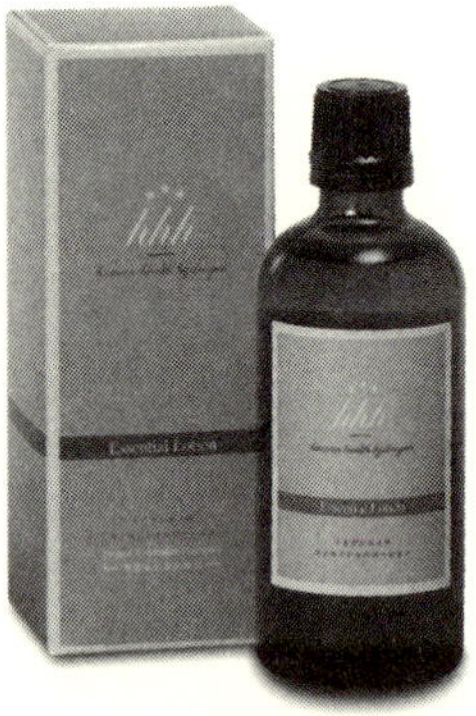
トリプルエイチ
エッセンシャルローション

アンモニアや硫化水素などの体によくないものを分解する微生物が、「アクアラヴィ　ハイドロジェル」の中には入っているんです。

美しくなるための化粧品ですけれども、アトピーなどの皮膚疾患でもどんどん改善できます。「アクアラヴィ　ハイドロウォーター」はpH11なので、顔はもちろん、歯周病や口臭が気になる人は口の中とか、ほかにも痛いところにシュッシュッとスプレーしていただくといいですね。

アトピーに一番著効があるのは、「アクアラヴィ　ハイドロジェル」です。

土井　アトピーでさえ改善しますから、普通の肌の方は、もっとどんどんよくなります。「ハイドロウォーター」をシュッシュッとスプレーした後

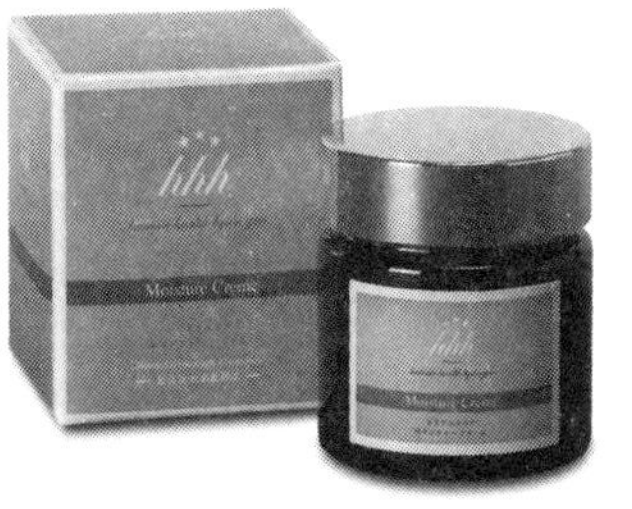

トリプルエイチ
モイスチャークリーム

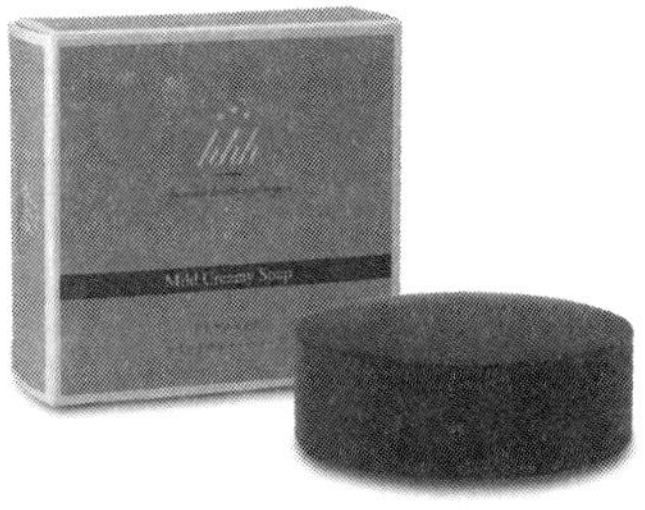

トリプルエイチ
マイルドクリーミーソープ

に保湿する。

「ハイドロジェル」を塗ったほうが、肌にスッと入ります。

これからは微生物の時代になります。善玉菌優位のナチュラルバクテリアは肌の常在菌も元気にし、お肌を保護します。

水素をとると、男性は、朝、元気になる

若山　痛みにも、水素を吸ったり、サプリメントを飲むといいですね。

水素を吸入したり、サプリメントを飲むと血液をどんどん変えていける。水素は酸化ストレスから生ずる炎症を軽減してくれるので、痛みがなくなるのです。痛みというのは内側から来るので、クリームを塗ったり、皮膚吸収では間に合わない。体の中にたくさん水素を入れてあげないと、痛みはもとからは治らないんです。頭痛のときは、塗るよりタブレットを使って内側からちゃんと水素を入れ

てあげたら、痛みが止まります。

四角　男性の方は、たくさん水素サプリを飲んだり吸入すると、朝、すごく元気になるんですって。それはちゃんと理論づけができているんですか。

若山　でも、基本的には相手が必要ですからね（笑）。

朝、元気というのは、男性の健康のバロメーターです。

四角　うちの50代の男性社員が、それをすごく言っています。

朝、すごく元気になって、自分が健康な体になったと納得して自信がつくと。

吸入も、サプリメントも、ミネラルイオン電子水も、どれでもそういう効果があります。

若山　謎解きをすると、男性の朝の勃起というのは、レム睡眠とノンレム睡眠と関係があるのです。

睡眠というのは、まぶたが速く動くラピッドアイムーヴメント（ＲＥＭ）の睡眠と、まぶたが全く動かないノンレム（Ｎｏｎ－ＲＥＭ）睡眠がある。

副交感神経がメインになっているときと、交感神経がメインになっているときは、交互にやってくるんです。

水素をたくさんとると、傷んだ細胞を修復する機能がダーンと上がるので、血流がふえます。

血流がふえるから、勃起するんです。

レム睡眠とノンレム睡眠が交互にやってきて、目が覚めたときに、副交感神経が優位になっていると血流がたくさんになるので、海綿体が膨らみます。

医学的にはそういうことなんです。

朝、目が覚めたときに、ものすごくパワーがみなぎっている状態です。

実は、これは自律神経のバランスの問題なんです。水素は、自律神経のバランスも整えます。副交感神経が優位になると血流がよくなります。

血流がよくなれば、傷んだ細胞を寝ている間に修復できます。

寝ている間、緊張していると、交感神経が優位だから血管が収縮するので、回復が遅れます。

水素を飲んで、脳も体もリラックスさせると、疲労がものすごい勢いで回復します。

だから、お酒をたくさん飲んでも水素の力で、肝機能がものすごくよくなるので、二日酔いしなくなるのです。

四角　二日酔いしなくなったと、皆さんおっしゃいます。

若山　体内の臓器がそれだけ回復しているということです。

コラム 6

大切な家族である「ペット」を守る水素
おばあさん犬ジョリーの奇跡

水素が有効な作用をもたらすのは、人間だけではありません。
現代では、ペットである犬や猫を大切な家族の一員として迎え入れる家が多くなりました。そんなかわいいペットたちの健康も守ってくれるのです。

ここで紹介するのは、ある老犬の話です。

愛犬ジョリーは14歳。立派な高齢犬でした。
そんなジョリーの右肺にガンが見つかったのは、平成19年のことでした。
すでに水素を生活に取り入れていた飼い主は、ジョリーの食事に水素パウダーを入れて、朝と晩の2回与えました。水素の効果だったのか、それとも高齢だったこともあり進行が遅かったのか、そこから3年間は通常の生活を送っていたのです。

平成22年。私は飼い主からジョリーが肺ガンであることを聞きました。そこで、アメリカから輸入していた水素の点滴を分けてあげるという話をしたのです。それは、人間用につくられたものでした。しかし、獣医の協力が得られるのであれば有効ではないかと考えたのです。しかし、そのときは保留となりました。

その数日後、ジョリーの容体が急変しました。水が飲めなくなり、咳が止まらなくなったのです。

飼い主は、すぐに動物病院にジョリーを連れていき、獣医は抗生物質の注射をしたそうです。そして、「もう手は尽くしました。家で最期を見守ってあげてください」と言われたそうです。

悩んだ飼い主は、私に電話してきました。いったんは、点滴ということもあり躊躇《ちゅうちょ》していた飼い主でしたが、すぐに水素の点滴を送ってほしいという電話でした。

翌日には点滴が届き、獣医に責任は問わないとお願いをして、点滴をしてもらったそうです。

人間用の点滴を使っているので、大体50~60kgの体重を想定し、ジョリーにはその5分の1を点滴することになりました。それでも、約2時間かかったそうですが、ジョリーの咳が止まり、その日は久しぶりにゆっくり眠っていたそうです。

翌日、2度目の点滴。

咳が止まったのはもちろん、体がどんどん温まってきて、熟睡したそうです。その後、ジョリーを抱きかかえて家に帰りましたが、なんとジョリーが自力で立ち上がり、排尿をしたそうです。さらに、水も飲めるようになりました。

さらに翌日、3度目の点滴。獣医さんが用意してくれたゼリー状になった犬の介護食を口に持っていったところ、寝たままですが食べることができました。

この調子で、1日おきで合計10回、点滴を続けました。

驚くことに、10回の点滴が終わった頃には、ジョリーは家の中を自由に歩き、水を飲んだり食事を食べたりすることができたのです。痰《たん》を切れやすくするために超音波ミストを使い、1日2カプセル分の水素パウダーを食事にかけて与えました。食欲が出てきたようで、高齢犬用の缶詰なども食べるようになっており、もう今日か明日の命と言われていたジョリーでは考えられない姿でした。

もう一度、レントゲンを撮ったところ、肺には変わらずガンがあったそうです。

驚いた獣医は、「本当にこの状態で生きているのが不思議なんです。でも、この点滴が製品化されたら、たくさんのワンちゃんの命を助けてあげられますね。飼い主さんたちにとってすばらしいことだ」と言ってくれたそうです。

ジョリーはその後も食欲が増し、体重もふえたそうです。

少しだけですが、散歩にも出られるようになりました。

ジョリーが余命宣告を受けてから約4カ月後。

6月15日、優しい時間を過ごすことができたジョリーは、最期は苦しむことなく天に召されたそうです。

あなたは、この話をどう思いますか？

余談ですが、ジョリーの姿を見た飼い主の友人は、自分の愛犬にも水素パウダーを与えたそうです。すると、白内障で白かった目から濁りが消え、散歩ができるようになったそうです。

第6章

ドラッグフリーの水産と畜産が始まり、あと20年で医者はいらなくなる⁉

水素と微生物を使ってコオロギを育てて、食料問題を解決

若山　私は、きのう徳島大学の学長に会ったんですが、学長はタンパク質をつくる昆虫を育てている世界的に有名な学者です。

昆虫は何だと思いますか。コオロギです。

これから人口が爆発的にふえて、地球上から食べ物がなくなるかもしれない。タンパク質がないと人間は生きていけない。でも、例えば牛を育てるにはものすごくエネルギーを使います。

だから、昆虫からタンパク質をとろうということなんです。私たちも昔はイナゴを食べていましたよね。

四角　コオロギは雑食なので、スーパーの残り物を食べて、炭水化物とか脂質を分解して、その元素でタンパク質をつくります。コオロギは最高のタンパク質を

つくる昆虫なんです。

コオロギを粉にすると、エビと同じ味がします。今、既にパンに入れていて、海外ではバンバン売れています。

コオロギが微生物と水素を食べると、体の中にバクテリアが残るので、コオロギのタンパク質を通して微生物が摂取できる可能性があるのではないかと考えています。


若山　今、牛でも豚でも、病気にならないようにエサに抗生物質を混ぜています。でも、エサの中に水素と微生物を入れるだけで、劇的に成長が早くなって、健康で、排泄物のにおいが全くしなくなります。

ドラッグフリーの水産と畜産が、いよいよ日本でも始まります。クルマエビでも、ハマチでも、ウナギでも、それによって劇的に成長が促進され、安心安全な食品が安く手に入ることになります。

だから、人間の健康増進なんて簡単で、あと20年もしたら、医者の数が今より大幅に減っても世界中の人が健康になる時代が来ます。

こんなことを言ったら、すぐ薬事法違反で捕まってしまいかねません。

でも、あれは法律が間違っているんですよ。

自分の身内でも友達でも、水素と微生物の組み合わせで病気を治したら犯罪なんということは、本当はあり得ません。

四角　微生物は、ものすごくポテンシャルが高い。

一番見えやすいのが肌なので、これでみんながよくなったら、みんなにわかってもらえると思います。

今後、水素と微生物のサプリメントも発売を予定しています。

若山　水素サプリメントの中に世界を震撼させる２００種類の微生物が入っていて、それが体内に残留している抗生物質や重金属を分解して、人間の健康を増進してくれる時代となったのです。

四角　アトピーは免疫が過剰に反応している状態だから、腸を整えたら、肌もきれいになるし、万病がおさまる。

赤坂ＡＡクリニックの森吉臣先生も微生物の研究に凝っていらっしゃるんです

が、ヤセ菌という太らせないバクテリアがあるんだそうです。

だから、お尻から腸の中にヤセ菌を入れる治療法もあると言っておられました。

それぐらい微生物ってすごいんですって。

微生物と水素の力でヘドロの川を清流にする

若山　私は、ヘドロでいっぱいの日本橋川を微生物と水素だけで清流に変えてみせる自信があります。

ヘドロだらけの大田区の呑川《のみかわ》についても、わずか2カ月でトンボが飛び、ホタルが舞う川にしましょうというプロジェクトを今提案しているんです。

それを徳島大学の産業院と地域住民が協力して、環境改善事業を一緒にやろうと計画中です。

四角　今は浚渫《しゅんせつ》工事をしてヘドロをとろうとするけれども、お金ばっかりかかって、清流にはなかなかならないんですね。

微生物と水素をヘドロの中に入れて、微生物で有機物を迅速に発酵分解させて生態系を戻そうと、立ち上がったんです。

水素をとると小顔になる、水素をとると痩せられる、その仕組みとは!?

四角　今の化粧品は、例えば鹿角霊芝とかいろんなものがあると、その中の何の成分が美白に効果があるかを研究して、その構造を確定して、その成分を抽出して、あるいは石油から安価につくって、それをコンマ１%ぐらい入れて、あとは水と油を混ぜて、ほぼできているんですね。

うちのやり方はそうじゃなくて、人間が自然のサイクルの中で免疫を整えて自分で治す。そのための化粧品です。

うちは薬を開発しているのではないし、化粧品に対する考え方がそもそも違う。自然の循環を鑑みた、本来あるべき化粧品をつくったんです。自然の摂理をすごく大事にした化粧品です。

少し前に、色が白くなるという化粧品をつけていたら白抜けになって問題になったことがありましたけれども、うちの化粧品は漂白剤じゃないので、シミだけなくなるということはないけれども、全体的にトーンが明るくなります。

膝とか肘とか黒ずんでくるので、私は、徹底的に塗っているんですけれども、全体的に薄くなってきます。

それから、毛穴がキュッと締まるので、小顔になります。水素吸入だけでも、小顔になったという人が出てきているように、美容効果があります。

ある美容をテーマにした会員制のネットワークの会社が、吸入器だけ採用してくれました。ナンバー2の女性の方に、どうでしたかと聞いたら、確実に小顔になりますと言っていただきました。

若山　水素をとると、なぜ小顔になるのか、なぜ普通に食べていても痩せられるのか謎解きをしましょう。

リラックスして血管が拡張するので血流がよくなって、体温が上がるからです。体温が上がったら、カロリーをいっぱい使う。エネルギーをいっぱい使う。

細胞はタンパク質と脂質の組み合わせです。

細胞がパワーアップして脂肪をいっぱい消化するから、小顔になるんです。

体の中には10万キロメートルの毛細血管が流れています。地球2周半の長さです。

それが拡張するから血流が上がる。すると代謝がアップしてカロリーをいっぱい使う。だからきれいに痩せられる。

問題は、水素をガンガンとるとおなかがすくから、食欲が出て、いっぱい食べたくなるんです。それを克服できたら、全くリバウンドせずに1カ月で5キロぐらいは簡単に痩せられます。

水素の大量摂取で孫が白血病から2年半で正常な状態に戻った⁉

若山　娘がフランス人と結婚したんですが、運良く離婚して日本に帰ってきたんです（笑）。

でも、孫のうちの1人が2歳半で白血病になってしまった。

自分自身の酵素で好中球が溶けてどんどん少なくなって、体内の免疫力がほぼゼロに近くなってしまうので、ちょっと転んで傷ついても1カ月ぐらい治らない。蚊に刺されても、腫れが1カ月ぐらい引かない。

パリ大学で診てもらったら、免疫の主役の好中球減少症で、発病を避けるためには抗生物質を一生とらなきゃいけないと言われたんです。

そんなバカなことはないと思って、僕は孫を日本に連れて帰ってきたんです。

そして、水素をガンガン飲まそうと思って、そのために特別仕様の水素トローチをつくって、1日に10個ぐらい毎日なめさせたら、約2年半で好中球のレベルが完璧な状態になりました。今は中学3年生で、とても元気です。

ただ、副作用が1つあって、集中力と記憶力が抜群によくなったんです。テストではいつもトップクラスで、日本語、フランス語、英語、スペイン語、イタリア語、ラテン語まで、6カ国語をしゃべるんです。

水素の摂取で、子どもたちのひきこもりとか、うつとかは、劇的に改善します。水素を体内に大量に入れることによって脳神経細胞のコミュニケーションがものすごくパワーアップするからです。

大人の場合は、水素をとると脳内のドーパミンが分泌されて、パーキンソン病とかアルツハイマーが大幅に改善します。要介護5の人が、わずか数カ月で要介護2まで下がったとか、その臨床的有効性を示す医療データはたくさん蓄積されています。

でも、どんな病気でも治すと言うと薬事法に触れるので、そういうことは言いませんけれども、水素によって、本来臓器が持っている免疫機能自体を活性化することができるのです。

大事なことですから、何度も繰り返しますが、細胞は全てミトコンドリアの中でATPというエネルギーをつくっています。そしてその燃料が水素です。

病気の原因は、大きく分けて3つあります。1つは遺伝子の設計ミス、2つ目は体の外から病原菌が入ってきて、体内の免疫機能と闘って、相手のほうがパワーがあれば発病します。

3つ目が過剰な活性酸素で、これが病気の最大の原因です。

アルツハイマーもパーキンソンもガンも、疾病の8割以上は体内で過剰に発生する活性酸素によって引き起こされます。

水素を入れることによって活性酸素を無害な水に変えることができるので、病気の原因を断つことができます。

臓器をつくっている細胞のパワーが不足すると機能不全になって、発病してしまいます。

機能不全というのは体が抱えた借金です。

借金を返せば、もとに戻れます。

だから、臓器の細胞をパワーアップすると、病気は治ります。

ということで、ほとんどの疾病は、細胞レベルの自然治癒力を強化することで、自分自身で克服できます。

アトピーもアレルギーも、みんな同じ原理です。

皮膚の損傷は、細胞レベルのダメージです。

それは体内で過剰につくられる活性酸素と、外から与えられる紫外線などによるダメージの相乗作用によって起こってくるのです。

水素をたくさん入れると、皮膚細胞が正常に戻っていきます。

摂取する水素の絶対量と、それから得られる効果は比例するのです。

奇形児なので中絶を勧められたが、水素の大量吸入で正常児を出産
水素をとると骨密度が上がる、二日酔いもしなくなる

四角　若山先生のファンの方は全国にいらっしゃるんですけれども、ある方のお孫さんが、ＣＴスキャンで見たら奇形児で中絶したほうがいいんじゃないかと言われたそうです。

そこで、娘さんに水素を大量に飲ませたら、正常に生まれてきた。その子は今は小学生ですが、とても元気に育っているそうです。

私は寝ている間、3時間、いつも吸入器で水素を吸うんです。

大体3時間から4時間ぐらいしか寝てないんですが、次の日、すっきりと起きられて、全然眠くないし、元気で働けます。二日酔いにも、すごくいいです。

それから、水素をとると骨密度が上がるんです。

若山　それは、骨も細胞でできているからです。溶けていく細胞（破骨細胞）と、できてくる細胞（増骨細胞）のバランスが崩れるので、骨密度が下がる。水素をとると細胞がパワーアップするので、溶ける量よりたくさんできる。

だから、骨密度が上がるんです。

四角　カルシウム剤を摂取するより水素の摂取で骨密度が上がるらしいですね。

若山　カルシウム剤というのはいわばコンクリートのような骨材で、壁をつくるのがカルシウムで、その中に住んでいる細胞はタンパク質です。

第7章

水素の臨床的有効性の体験談

泣く子も黙る……

若山　最近では、泣く子も黙る〇〇という表現を使う人はもうほとんどいなくなりました。ひと昔前は、圧倒的な力の差や説得力があり、有無を言わせず従わざるを得ない心理状態を表現するのによく使われた言葉でした。

医療の世界で、「泣く子も黙る」といわれている最も権威のある医療機関は、アメリカのミネソタ州のロチェスターという片田舎に本部を置くメイヨークリニック（MAYO CLINIC）だと思います。クリニックという名称から、ちっぽけな診療所を想像してはいけません。1846年、イギリスの外科医メイヨー博士が開いた病院ですが、米国病院ランキングで、ほとんどの部門で1位に選ばれている、世界で最も優れた病院の1つとして知られています。

ロチェスター市の本部のほか、フロリダ州のジャクソンビルとアリゾナ州のスコッツデールにも支部を置き、「メイヨー・ヘルス・システム」として多くの州に病院や診療所を運営しています。全世界１４０カ国から来る金持ちの患者も含め、年間１３０万人以上の患者を診療し、売上が１兆円を超えていて、グループの医師・研究者の数が４７００人を超える医療研究の大集団を形成しているから、「泣く子も黙る」という表現がピッタリ当てはまります。

このメイヨークリニックには、治療のためのありとあらゆる世界最先端の医療機器が導入されていて、もちろん陽子線ガン治療システムもあります。日本の日立製作所も２０１６年に2台目の陽子線治療装置を納入しています。この病院の最大の売りは、１人の患者の為に複数の医者でチームを編成して、治療に当るところにあります。埼玉医科大学をはじめ日本の多くの病院が、日本のメイヨークリニックたらんと、米国に足繁く勉強に通っています。

体験談1は、このメイヨークリニックで、治療を受けたステージⅣの末期ガンの患者さんの体験談です。この体験談の筆者は日本人で、お嬢さんのご主人であるアメリカン航空のパイロットの母親の脳腫瘍を水素ガス吸入で治した話です。

体験談2は、ステージⅣの乳ガンから肺に転移したガンに対して、抗ガン剤点滴を2クール受けた後、極端な食欲不振・嘔吐《おうと》などの副作用に苦しみながら全く効果が得られなかったので、代替医療に切り替える決断をして、水素サプリメントを集中大量摂取した結果、九カ月で全ての腫瘍が消滅した例です。

体験談3は、著名な国立大学の大学病院におけるステロイド投与などによる治療でも全く効果が見られなかった結節性紅斑《けっせつせいこうはん》の例です。水素サプリメントとミネラルイオン電子水の併用で、ステロイド療法で9年間も苦しんだにもかかわらず結果の出なかった疾病が短期間に完治した、という驚くべき結果の報告です。大学院の担当医師が、水素の信じられない効果に驚きながらも、この事実は医学界で報告しないことに大学内で決定しました。病院における薬の投与で治らないガンや自己免疫疾患の代表的なリウマチなどが水素で治ったと世の中に知られたら、「医療」のではなく「医業」の、崩壊に通じてしまうからです。

40兆円という膨大な医療費で養われている30万人の医師と100万人以上の看護師、介護関係者、製薬会社、薬剤師、医療行政に携わっている数百万人の人たちの収入が、即ち「医業」が、大打撃を受けてしまうのです。

体験談4は、末期腎機能不全で、病院で人工透析寸前だった92歳の男性が、水素ガスの吸入開始からわずか4カ月間で、ほとんど出なかった尿が、1日2リットル近く出るようになるまで回復した奇跡の治療成果の報告です。多くの透析クリニックの経営者たちにとって、この情報だけは世に公表してほしくないに違いありません。

現在日本にいる約32万人の人工透析患者の約3分の1は、水素の投与で透析から離脱できるものと考えられます。1人の患者に年間約500万円の医療費を使っているから、それだけで約5000億円の医療費を削減できる計算になります。さらにこれから透析治療を始める患者のほとんど全てを、水素で透析治療を開始しないですませることを計算に入れると、その経済効果は数年間で10兆円程度に相当します。透析センターのほとんど全ては廃業を与儀なくされることになりますから、まさに「医業」の崩壊そのものです。

パーキンソン病と水素

パーキンソン病は、それ自体で命を落とすほどの疾患ではありませんが、この病気に羅患して身体機能が極端に低下する結果、下気道感染や尿路感染や、転落したりしてできる外傷が原因となって死に至ることが多いのです。

パーキンソン病は、脳内のドーパミンが不足したり、アセチルコリンが相対的に増加することで生ずる神経性疾患の１つです。１８１７年イギリスのＪ・パーキンソンにより初めて報告された症状で、日本では難病（特定疾患）に指定されています。

10歳代から80歳代まで幅広く発症するが、特に中年以降、発症が増加します。40歳以下で発症した場合に、これを若年性パーキンソン病と呼びますが、症状に差はありません。

日本では、10万人当たり１００～１５０人とされています。厚労省の２０１４年の患者調査では、パーキンソン病患者は16万３０００人でした。病気の原因である、中脳黒質のドーパミン分泌細胞の変性がなぜ生ずるのかについては不明です。遺伝による発症もあり、特定遺伝子の突然変異が原因となることも知られています。

パーキンソン病にかかると、視床下部、交感神経節などの神経細胞が脱落していて、残存神経細胞やその突起の一部にレビュー小体という特徴的なタンパク質が認められます。症状は、大別して運動症状と精神症状、自律神経症状などの非運動症状があります。運動症状としては、指先にふるえが見られることが多いのですが、上肢全体や下肢、顎にも、安静にしているときに起こったり、動作の開始が困難となり、すくみ足、小刻み歩行、前傾姿勢、小声症などの特徴が見られます。

自律神経症状としては便秘、よだれなどの消化器症状、起立性低血圧、発汗過多、排尿障害があり、精神症状としては快感喪失、不安、うつ症状、幻視、認知障害などを合併する場合が多い。どの症状1つとっても大変な病気ですが、現在のところ、治療としては運動症状や精神症状に対する対症療法しかないとされています。症状の進行を遅らせるためのいろいろな治療法が試みられていますが、根本的治療法はありません。薬物治療としては、ドーパミンが血液脳関門を通過できないため、ドーパミンを直接投与せず、ドーパミンの前駆物質であるレボドーパを投与します。抗コリン薬には、有効性が低い割に副作用が多く、特に認知症と合併した患者の場合は治療が難しいのです。パーキンソン病に認知症が加わると、レビー小体型認知症となります。２０１３年現在78万人にのぼり、認知症のおよそ20％を占めるとされています。幻視、妄想、転倒、うつ、大きな寝言など複合的症状が伴い、介護にあたる家族の苦労は大変です。この難病中の難病とも言える疾病に対して水素の大量投与が奇跡的な有効性を示した治療例があるので、体験談５と６でそれを紹介しようと思います。

２０１８年、ｉＰＳ細胞を使って脳内でドーパミンを合成する細胞を移植することでパーキンソン病を治癒する可能性についての臨床研究が始まり、京都大学の医学部を中心にして、積極的に事業化を推進するといいます。日本には約16万人のパーキンソン病患者がいます。ｉＰＳ細胞増殖技術でふやした他人の脳神経細胞を移植すると、免疫システムが働くので、移植後患者に約1年間免疫抑制剤を投与することになります。必然的に免疫機能が低下するので、脳以外の臓器に発ガンのリスクが高まるのです。発ガンしたら放射線照射、あるいは抗ガン剤の投与が必要となります。60歳を超えた患者の発ガンリスクは極めて高く、精密なフォローアップ等に要する経費は下手をすると数千万円、いや場合によっては1億円近くなる可能性もあるでしょう。高価にして完治の可能性の低いこの方法が16万人の患者に適用されるなどということは、不可能ではないとしても財政的な破綻を伴わずに実現するなどとは到底考えられません。

その意味で、体験談5と6は、大変興味のある報告です。水素の投与で、脳神経細胞のミトコンドリアの中でエネルギー物質ATPが産生されます。水素を大量に投与すると、水素は血液脳関門を通過できるのでドーパミンが増産されるのです。2016年にノーベル賞を受賞した大隅良典教授の「オートファジー」の働くメカニズムの中で、水素の果たす役割は明らかです。水素が多くのパーキンソン病患者の症状改善に大きく貢献するはずです。

ピロリ菌と水素

10年ほど前のことですが、東京メトロに乗ったとき車内に、「日本人の２人に１人はピロリ菌に感染しています。この菌は胃の健康に大きな影響があります」という内容の広告が掲げてあり、その横にこの菌を発見して２００５年にノーベル生理学・医学賞をもらったオーストラリアのマーシャル教授の顔写真が載っていました。また、その隣にはピロリ菌の駆除に有効な作用をするとしてＭ乳業のＬＧ21が掲げられていたのです。

そもそも、ヘリコバクター・ピロリ菌などという菌はずいぶん弱い菌で、自分で胃に穴を開けたり、胃に潰瘍やガンをつくるような力のあるものではありません。ピロリ菌が胃や十二指腸の粘膜に寄生すると、そこに炎症性貪食細胞が形成され、生体の免疫による防御システムにスイッチが入り、白血球の顆粒細胞から大量の活性酸素が放出されます。過剰に放出された活性酸素は、胃の粘膜を攻撃し、その結果として胃炎や胃潰瘍が引き起こされる、というのがそのメカニズムです。ちょうどイラクやパキスタンの都市で、街角に潜むゲリラに対して、米軍が大規模な空爆や無差別ミサイル攻撃をして町の主要な建物のほとんどを破壊し、都市そのものの機能を麻痺させ、町そのものを完全な廃墟にしてしまうのとどこか似ています。

民放のテレビ番組では、日本人の4人に1人はピロリ菌の保菌者で、その数は3500万人にものぼると、大スクープのような報道をしています。

ピロリ菌が胃ガンの原因で、胃ガンは日本では全てのガンの1位か2位だ、ピロリ菌は、クシャミをしても、ペットボトルの水を飲み廻ししても、もちろん恋人同士がキスをしても簡単に移るから、胃ガンの予防のためにピロリ菌を薬剤で駆除しよう、と真剣にキャンペーンをしていました。

薬剤とは、抗生物質のことです。抗生剤の投与は腸内に住み、人体の免疫力の約70％を生産している腸内微生物にダメージを与えることになります。農薬の散布が病害虫の駆除という名目で農作物にとって不可欠の土壌菌にダメージを与え、無農薬有機栽培と比較して、生体の健康維持に必要なミネラル分のほとんど含まれていない作物を戦後ずっとつくり続けてきたことが、結果として年間40兆円を超える医療費となり、日本の財政破綻を招いてしまった、という認識が欠けているのです。

「ピロリ菌を抗生剤で駆除しよう」というキャンペーンは、製薬会社の専売特許です。戦後ファイザー社が農薬の使用キャンペーンを大々的に展開し、実質世界一の製薬会社に成長したことを想起させます。だまされてはいけません。ピロリ菌の駆除は不必要なのです。水素で腸内微生物の免疫力を活性化して、細胞がピロリ菌に負けなければ発ガンはしません。

ペットの健康と水素

犬や猫は、今や家族の一員となっただけではなく、核家族化して子供たちと別々に住む高齢者が連れ合いに先立たれたとき、心をかよい合わせることのできる相手として心理的に不可欠のパートナーとなっています。しかし、大型犬は運動不足もあり、平均寿命は10年ほどと意外に短く、中型犬でも12歳、小型犬で15歳と考えてもいいでしょう。そして、人間と同様、加齢とともに老化に伴う疾病が出てくるのです。

人間も動物も、細胞レベルの機能不全が病気の原因です。細胞の免疫力を活性化するには、細胞中のミトコンドリアに水素の持つ電子を供給してやればいい。

その理論的根拠は既に実証されているのです。

私は、我が家の愛犬（ボーダーコリー）のために、鹿角霊芝から抽出したエキスと、腸内の善玉細菌をふやすNB菌と水素を配合した、特別仕様のペット用健康補助食品を開発しました。水素の動物に対する効果には、目を見張るものがあります。鶏や豚や牛のエサに0・1％混ぜて食べさせても、死亡率は数分の1に減り、成長は促進され、糞尿などの排泄物の悪臭は大幅に減少します。抗生剤を一切投与しないで安心・安全な家畜を肥育するドラッグフリーの畜産、水産養殖がいよいよ日本中でスタートします。

体験談7は、愛犬の難病を霊芝エキス入り電子水を飲ませて改善した実例です。

体験談❶

姑の脳腫瘍がわずか3カ月間の水素ガス吸入で「完全消失」、メイヨークリニックの主治医も驚嘆!

（新潟県）57歳　主婦

私の娘婿は、アメリカン航空のパイロットです。彼の母、Mさん65歳は、15年前より地元の病院から乳ガンを宣告されて痛み止めに麻薬を与えられました。そのため体の衰弱が酷く辛い思いをしてきました。ところが、2017年7月にステージⅣの脳腫瘍と脊髄への転移が発見され余命1年と告げられたのです。ガンのとりこになった姑は、わが身は本当に弱り目にたたり目であり人生の悲嘆を一身に味わっている、というのです。

そこで地元の病院からイリノイ州にあるメイヨークリニックに診てもらいなさいと紹介されました。メイヨークリニックは、世界でも信頼感の高い名病院であるので喜びと不安の入り混じった複雑な気持ちでおりました。ここでは、入院ではなく近くのホテルで加療できるシステムだというのです。

主治医は、新薬開発に必要な治験用の抗ガン剤を処方したといいます。米国はサプリメント王国ですが、無論一切のサプリメントの飲用は禁止令が出されていたのです。暫《しばら》く先生の指示どおり治験薬を服用していましたが、気分が悪くなり食欲も湧いてこない副作用が見られたと手記にあります。

久々に婿がわが家へ来て姑の病気について今後どうすればいいかをガン治療専門医である長男と話す時間がありました。その後、婿は水素ガス吸入器を米国へ持ち帰り母親に水素ガス吸入とガン治験薬の併用療法が開始されました。

わずか３カ月後に驚くべき結果が、主治医から報告されたのです。脳腫瘍は「完全消失」、脊髄へ転移していたガン細胞も痕跡程度に少なくなり改善へ向かっているというのです。主治医は、当然ながら治験薬だけの効果と判断していました。医師は、患者がホテルや自宅で水素ガス吸入をしていることは知る由もないのです。しかし、姑はよいことは申告すべきと医師に水素ガス吸入を薬と併用していたことを告白したそうです。医師は、他のガン患者の治験薬単独治療に比べ、水素ガス吸入療法と治験薬との併用療法は治り方が劇的に早いことを納得し、ステージⅣの脳腫瘍が完治することが信じられないとしてこの結果に首をすくめて両手の平を上に上げていたようです。

そこで水素がなぜガンに効果があるのかについて発売元の会社に尋ねました。仮説としてガン細胞が自ら発生する悪玉活性酸素を消去し安全な水にすること、ワールブルク博士説として酸素攻めにされたガン細胞は、アポトーシス（自殺）することおよびドロドロな血液が水素でサラサラになること、結果的に体の免疫力が増加することなどが考えられるとしていました。さらに、水素は抗ガン剤の副作用を抑えることや、ほとんど副作用がないことを強調されていました。

体験談❷

乳ガンと転移肺ガンが水素サプリメント９カ月間の飲用で完治へ！

（山口県）Ｍ・Ｔ　44歳　女性

２０１７年、私自身の触診で右乳房に違和感がありました。慌てて東京都内のがんセンターで受診したところ既にリンパ節や肺にも転移しているステージⅣの左右の乳ガンと診断されました。点滴による抗ガン剤を２クール受けましたが、食欲不振、嘔吐の副作用ばかりで効果が感じられずに日増しに体力が落ちてくることを感じてきたので治療を断念しました。その２カ月後病状の悪化がありやむなく代替医療を行うクリニックの門を叩きました。医師からは、玄米食と黄緑色野菜中心とした食事療法とあわせて水素サプリメント１日10カプセルを数回に分けて飲用するよう指導を受けました。

水素サプリメントを8カ月間、欠かさず飲用したところ驚きの結果が出ました。乳ガンおよび肺に転移していたガンがきれいに消失していたのです。担当医もこの事実に目を疑いましたが、代替医療の効果をまざまざと経験したことで家族と医師がともに喜びを分かち合いました。

体験談❸

９年来の頑固な結節性紅斑が水素サプリメントとミネラルイオン電子水の併用で改善⁉

（東京都）Ｙ・Ｍ　37歳　会社事務員

私は28歳の頃、全身のだるさと関節の痛みのため、不眠症で悩んでいました。生活の質（ＱＯＬ）を変えたくＪ大学病院を受診したところ下肢の皮膚に硬いしこりのある「結節性紅斑」であると診断されました。この病気は、女性に多発する自己免疫疾患であるようです。病院での治療として、プレドニゾロン（ＰＳＬ）を１日10㎎とコルヒチン１㎎の服用を開始しました。薬剤治療を費やしましたが、諸症状の改善は一進一退でありＰＳＬ投与が１㎎になると紅斑が再発する始末です。

家族の友人から水素を一度試してみてはとのアドバイスを受けました。ＳＴ社の水素情報担当者が病院へ派遣され、説明を受けました。水素製品を飲用する口頭による同意をしてから数日後、ST社から水素サプリメントなどが送品されてきました。早速、PLSとともに水素サプリメント1日9カプセルとミネラルイオン電子水を1日1500㎖の飲用を始めました。私の体に驚きの症状が現れました。水素製品を飲んだ翌日、久しぶりの熟睡感を覚え、全身のだるさ、尿臭が消えていたのです。このような経験は9年間味わったことはありませんでした。さらに下肢の紅斑が薄くなったことを自覚しました。そこで担当医は、首を傾げながら水素の効果かどうか水素製品を5日間中断しました。案の定、紅斑が再発しました。それで再び6日後に水素製品を飲み始めたところ紅斑が消えたのです。さらに血液検査では赤沈値ならびにCRP値が0・1から0・0㎎／dℓへと改善。担当医は、水素の効果に驚いていました。

自己免疫疾患の代表的な疾患である慢性関節性リウマチに対しても水素の効果があるとの情報を教えてもらい、私は驚きと安心を隠せませんでした。9年間の病の苦労を除いてもらった水素の力にただ感謝です。

体験談❹

末期腎機能不全にハイドロ－ブレス吸入が劇的効果を……
～病院で人工透析寸前、延命相談までした92歳の父親が、水素ガス吸入開始から４カ月間で乏尿（１００～４００㎖／日）が２ℓ／日の排尿に至る～

（山梨県）Ｏ・Ｎ　35歳　看護師

２０１８年９月、冬季休暇を利用して横浜へ帰郷して、92歳の父親の病状を確認しました。父親は、数年前から「末期腎不全」を患っていました。病院の診断では、血中クレアチニン値が３・２㎎／㎗（１・８㎎／㎗）で、即日人工透析を受けるべき指示と延命措置の相談をされました。本人は、元来、病院嫌い薬嫌いなので透析や薬服用を拒んでいました。ｅＧＦＲ値（推算糸球体濾過量／腎臓が老廃物を尿へ排泄する能力の値）は、14・８㎖／ｍｉｎ．／１・73 ㎡で末期腎不全でした。水素ガス吸入器を借りて２０１８年４月から１日約90分間、約４カ月間吸入を続けさらに両腎へ「安保流の温熱療法」を併用しました。
結果は、担当医も驚嘆！　クレアチニン値が0・85㎎／dℓへと激減していました。1日の排尿量は次第に増加し、現在1日約2ℓの正常排尿となった。吸入前後のクレアチニン値からeGFRを求めたところ7014・8㎖／min・／1・73㎡でした。

若山コメント：
過去の症例報告では、2013年に3年間以上も透析を続けていた患者が、水素サプリメント1日20カプセル飲用とステロイド併用療法にてわずか50日間で透析を離脱できました。この例は、入院時無尿→乏尿→1500㎖／日の排尿に成功しています。
今回のO・Nさんのお父様のケースでは、病院から処方される薬と人工透析の両方を拒否しながら水素ガス吸入と温熱療法で実に1日2ℓもの正常排尿に至っています。

水素ガス吸入による１時間の水素摂取量は２２５ｐｐｍであり、本例は、毎日90分間の吸入により１日で３３８ｐｐｍ、４カ月間（１２０日間）で４万５６０ｐｐｍを吸入した結果です。

これだけ水素量の摂取は、酸化ストレス障害を受けて衰弱した腎ネフロン細胞に対して水素が持つ大量の電子（ｅ）を継続的に補充することができます。すなわち、ネフロン細胞へＡＴＰエネルギーを与えたことになります。ネフロン細胞がエネルギーを得て、血流量が増加したために尿生成が促進されて排尿がスムーズになったものと考えられます。また、水素には、ＴＮＦ－αなどのサイトカインを抑制する抗炎症効果があり、最も強調すべきは、酷い酸化傷害を起こすヒドロキシルラジカル（・ＯＨ）を消去する抗酸化作用があることです。

体験談❺

パーキンソン病が水素サプリメントを次第に増量することで劇的に快方へ

T・N　73歳　男性

最近、気力や体力の衰えを感じ、手のふるえがあり歩行が怪しくなったため、精密検査を受けたところパーキンソン病と診断されました。病院から何種類かの薬剤を処方されて暫く服用していましたが、効果がないばかりか体重が5kgも落ちて幻覚や食欲不振などの副作用に悩んでいました。

ある健康雑誌を読んで水素サプリメントを多く飲んだほうがよいようだとのことで試したいと思い購入して飲み始めました。1日に10カプセルを薬とともに1週間飲んだところ指先のふるえと筋肉痛が軽くなったのです。次の週には倍の20

カプセルを飲んだところ薬による副作用がなくなったうえに、うまく歩けるようになりました。水素の効果とたくさん飲んでも副作用が全くない安心感から水素サプリメントをさらに2カ月後までに30カプセルまで増やして飲んでみました。その結果、よだれと全身の疲れがなくなりました。何よりも嬉しかったのは、言葉がうまく話せるようになったことと趣味であるゴルフを楽しむことができて人並みに生活ができるようになったことです。

私のようにパーキンソン病になり苦しんでいる方々に水素サプリメントの効果を一刻も早く知らせてあげたいと思っています。水素サプリメント万歳！

体験談❻

パーキンソン病「水素による治癒例」

阿部征吾

私はこれまで体調もよくゴルフやボクシングジムでのストレス発散をかねたトレーニングに励んでいました。その後、体に変調が出て、年のせいではありましょうが疲れが残るようになり、医者に相談したところ、一度精密検査をやりましょうとなりました。1日ドック入りして、CTやMRIでの検査の結果、脳神経細胞に変化がみられるとのことで、〝パーキンソン病〟であることがわかりました。

「パーキンソン病」というと、不治の病で特効薬がなく、病の進行を止めるだけの治療しかないとのことでした。しかし、個人差があり、急に進行する患者、また、進行が遅い患者もいるそうです。医者の話を聞くと、治療の中心は薬物治療とのことですが、現在では、神経細胞の変性が増大している症状は個人差があり、患者1人1人に対しての治療の反応に対して薬が投与されるそうです。パーキンソン病の基本的な薬は6種類あるとのことです。また、薬による治療のほかに、運動療法、いわゆるリハビリテーションを併用することで大きな効果が出るそうです。

そして、日を追うごとに体に変調が見られるようになり、会話のときも舌がもつれるようになり、手先（指）のふるえも日を増すごとにひどくなり、タバコを持っている指に感覚がなくなり、タバコを落としても気がつかなくなる状態でした。話し相手にも大変迷惑をかけるようになり、仕事のほうも一時休むことにしました。この時点では歩行も思うようにいかず、イライラが頂点に達していました。医者から杖を使って歩いてみてはどうですか？　と言われ、一時練習を試みましたが、なかなかバランスが取れず、転ぶのも当たり前のようになりました。私は元アスリートであるという誇りがあったせいか、病院でのリハビリにストレッチを加え、体によいというあらゆる運動を、毎日2時間くらいは行いました。しかし、パーキンソン病になると筋肉の硬直、そして痛み等も出て、体が思うようについていけません。アスリートだったという過去の栄光が微塵もなくなり、失望のどん底に突き落とされた感じです。どうしたら元の体を取り戻せるかと毎日悩み苦しみました。久しぶりにゴルフのクラブを握ってみると、手にも指先にも力が入らず、思うようにスイングができず、イライラがつのるばかりでした。

そのとき、「アッ、水素があるんだ」と思いました。4、5年前に水素サプリメントを飲んで、体調がとてもよかったのです。水素サプリメントをできるだけ大量に飲んでみようと思い、通常の10倍の量の1日20～30カプセルを飲んでみたところ、奇跡が起きたのです。3日目には筋肉に力が入り、体調が激変したのです。2カ月後には体が本当に楽になり、さほど疲れを感じなくなり、あれほど苦労した歩行も順調になり、駅の階段も登れ、電車にも1人で乗って移動できるまでに回復しました。パーキンソン病の特徴であるよだれも止まり、口も滑らかになり、人との会話も思うようにできるようになりました。水素を飲む量を大幅にふやし、病気に負けることなく、自分の人生は自分で切り開くという気持ちを持って前向きな姿勢で生活を送ることができるようになりました。

パーキンソン病と医者に告げられ、病気への不安や生活の悩みなどで気持ちが落ち込むことが多かったのですが、今は積極的に病気と付き合っております。今の私には水素が絶対不可欠です。水素でパーキンソン病を克服してみせる自信が湧いてきました。私のような難病で苦しんでいる方たちに水素を勧めたいと考えています。

体験談❼

電子水と霊芝エキス

（東京都）女性　ペット：犬

２０１５年5月体中に紫斑が出て受診したところ、血小板の減少症（血が止まらなくなる病気）と診断されました。血液検査で、生きているのが不思議な数値で肝臓も3分の1しか動いてない、もう長くは生きられないと告知されました。それからは生理のたびに紫斑が出てしまい、ステロイドで抑えていましたが、だんだん間隔が短くなり、毎月紫斑が出るようになりました。２０１８年2月頃に鹿角霊芝入り電子水に出会い、飲み始めてからは驚くことに一度も紫斑はなく、血小板の減少状態もなくなりました。その後、全く治療の必要がなくなりました。この出会いには本当に感謝しかありません。

終章　電子を運ぶことのできる水素をいかに経済的に効率よく取り入れるか

私は、「水素で病気を治す」なんていうことは一言も言っていません。病気を治すのではなく、病気にならない体内環境をつくれますよと言っているのです。

運悪く体の中に病気の原因になるものが蓄積されていても、私たちの体の中の臓器をつくっている細胞のレベルでエネルギーをきちんと入れることができて、体内環境を改善することができれば、もとに戻すことができるし、おのずから健康を維持できるということを繰り返し言っているだけなのです。

パーキンソン病でも、アルツハイマーでも、ガンでも、世の中の医者が束になってかかっても治せない病気が、水素を大量に摂取すると勝手にどんどんよくなるのです。

1日にカプセル1錠や2錠でよくなるなんて考えてはいけません。

例えば、1億円の借金を背負っている人が、1日に1万円ずつ返済しても、なかなか短期間に借金苦から逃れられません。1日100万円返済すれば100日で完済できます。水素はお金と同じです。たんさん摂取すれば早く治るのです。

人間の健康は、薬で治すものではなくて、電子を運ぶことのできる水素をいかに経済的に効率よく私たちの体内に取り入れるかどうかにかかっています。

電子リッチな、つまり水素リッチな食べ物をきちんととることが必要です。

しかし、生命を支えているものはエネルギーだけではありません。

ミネラルとかビタミンとかいろいろなものをバランスよく体に供給する必要が

あります。病気知らずで、医療費を低減させないと、高齢の人が半数近くを占めるようになった社会を維持できないのです。

自分や家族の健康を守るだけではなくて、私たちには社会を守っていく責任があるのです。

次世代の子どもたちがちゃんと生きていける環境をつくる責任があります。今、私たちが自分の利害だけにとらわれていたら、これはほとんど犯罪です。

薬をどんどん投与して、自分の置かれた立場を利用して病人をつくることでカネを儲けるという現代の医療システムに組み込まれている医者に、病気を治してもらえると期待してはいけません。

健康であることは社会人の義務であり責任なのだ、という原点にもう一度立ち返って、病気になることは、家族だけではなくて社会に迷惑をかける、次世代の子どもたちの生活権を奪うことになるということを考えると、病気にならないように、自戒の念を持って、みんなが声をかけ合って健康を維持することは絶対に必要だと私は思うのです。ただ単に水素の製品を売るとか売らないとか、そういうことではなくて、水素がいいとわかったら、社会の共通の財産としてみんなでそれを活用すべきではないかと、私は思っています。

基本的には、命の仕組みをきちんと理解すれば、人に頼らずに自分の力で病気にならないようにできるのです。

大学病院でも治せない、医者が束になってかかっても治せない難病でも、水素ガスを大量に吸って、電子リッチな水を飲むことによって例外なく改善します。ひどいアトピーの場合でも、活性酸素を除去して、皮膚細胞のミトコンドリアに十分なエネルギーを供給すれば、おのずから治ります。

2018年6月、50代のバスの運転手さんが、運転中にくも膜下出血で突然意識を失って事故を起こしたというニュースがありました。

バスやトラックが日本中を走り回っています。乗り物というのはいつ凶器になるかわからない。物や人を運ぶ事業をやっている会社は日本に6万社くらいあります。1社に平均10人の運転手さんがいたとすると、60万人の運転手さんが人の命や財産を預かってクルマで走り回っているわけです。その人たちの健康管理が、日本だけではなくて社会生活を守るのにいかに大切なことか。会社には福利厚生を担っている責任者や産業医がいますが、健康診断をして、必要に応じて薬を投与すればいいと簡単に考えがちです。

数十万人の運転手さんたちの健康を維持するために、必ず副作用を伴う薬ではなく、自分自身の免疫力を強化してくれる水素を活用することが、最も優れた解決策、ソリューションになります。そこで、日本中のトラックの運転手さんを束ねている大元の組織である全日本トラック協会と、水素を使って運転手さんたちの健康を増進しようという話を今進めています。

このように、水素が現代社会に寄与できる可能性はまだまだ広がっています。

これからも、子どものときから抱き続けてきた志や社会的義務を全うするため、水素リッチな生活を提唱していきたいと考えています。

あとがき

２０１８年は、水素における「若山電子理論」が広く世の中に普及した一年でした。

そのきっかけとなったのが、若山先生が徳島大学産業院招聘教授就任という画期的な出来事でした。その牽引役となったのが、徳島大学産業院教授の宇都義浩《うとよしひろ》先生です。

宇都先生は生物資源学科の教授として、牛の初乳を活用した「マクロファージ・アクティベイティング・ファクター（ＭＡＦ）」という免疫活性剤の研究をしていますが、それによって得た徳島大学の知財収入を全国立大学で総合７位に引き上げた立役者でもあります。

宇都先生は、「研究は、研究者の自己満足な研究のための研究という域および薬の開発の域を超えて、真に人類に貢献できるものであらねばならない」という確固たる信念をもたれています。それを具現化したのが、2018年4月に設立された本邦初の「産業院」であり、宇都先生は、その中心的存在であります。宇都先生の信念と若山先生の理念が一致し意気投合、産業院で共同研究をスタートすることになりました。

水素が社会に認識される上で非常に重要な側面が、環境問題における水素のテクノロジーの活用であります。

若山先生の招聘教授就任の主テーマは「河川の浄化」。これに賛同されたのが、若山先生の招聘教授就任に先がけて、一足先に徳島大学客員教授に就任された安田てるひさ先生です。草の根の地域活動をライフワークとされている安田先生は、東京都大田区に徳島大学のサテライトキャンパスを設置するべく尽力なさっています。

宇都先生、安田先生と、その出会いのきっかけをつくった「産業院教授　宇都義浩研究室　東京事務所」の事務局長・石田秀樹氏の協力をもって、水素電子研究の今日を迎え、この本の上梓に至ったことに感謝いたします。

また、私の右腕として、化粧品の研究に日夜励み、「招聘教授　若山利文研究室」化粧品部門の主任研究員として研鑽を積んでいる土井操氏の協力も、水素の活動の礎を築いてくれた協力者として、ここに感謝の気持ちを表したいと思います。

これから、一人でも多くの人が水素によって健康で美しく人生を全うし、また水素テクノロジーで河川浄化など環境改善に向けて、しっかりと歩んでまいりたいと思っております。

一般社団法人水素健康推進協会
理事長　四角恒世

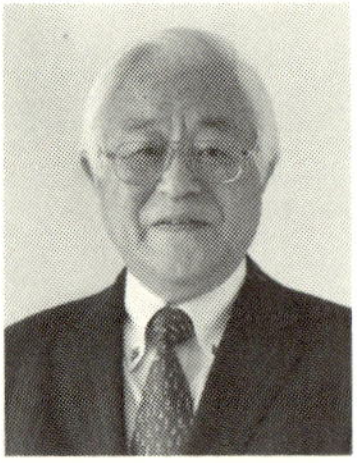

若山利文　わかやま としぶみ
一般社団法人 水素健康推進協会 会長
国立大学法人 徳島大学産業院 招聘教授
1939年新潟生まれ。東京外国語大学フランス語科卒業後、在日フランス大使館商務・経済部勤務。1970年、日仏経済技術交流会（株）を設立し代表取締役に就任。日本ユーロテック（株）、日本エダップ・テクノメドト社（日仏合弁）等で数十年にわたって医療関係事業に携わる。60歳を前にして「水素」に出会い、20年をかけて「ほとんどの病気は水素を活用することで克服できる」ことを実証、その普及活動を続ける。現在は、健康から農業、畜・水産、環境、ペットへとその範囲を広げ、水素で人類を救うことを目指して邁進している。（一社）水素と医療研究会設立発起人、（株）サンテック及び（株）サンテ・テクニカ代表取締役社長。2017年、（一社）水素健康推進協会を設立、会長に就任。2018年、徳島大学産業院招聘教授に就任。
2001年、パリ市名誉市民章（La Medaille de la ville de Paris）受章
【著書】
『マイナス水素イオンと健康革命』（ナナ・コーポレート・コミュニケーション）『水素と生命　Part1』『水素と生命　Part2』（ノースランド出版）『「マイナス水素イオン」の効力』（日新報道）『健康長寿　最後の決め手　水素がすごい！』（ロングセラーズ）

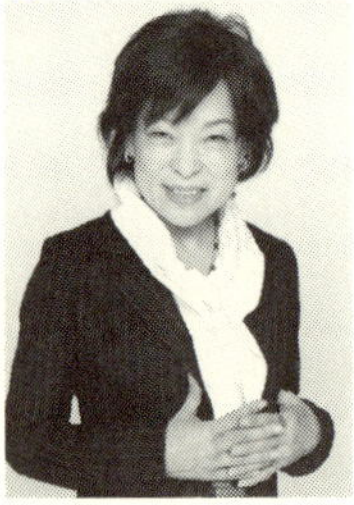

四角恒世　しかく つねよ
一般社団法人 水素健康推進協会 理事長
株式会社サンテ・テクニカ　代表取締役
蒼基株式会社　代表取締役
1954年大阪生まれ。1976年、聖心女子大学文学部歴史社会学科卒業。1990年南米ブラジル、ペルーより薬用植物の輸入を始める。プロポリス、アガリクス、マカ、キャッツクロー等を扱う。その後、日本の明日葉をインドネシアで栽培、販売。カナダの亜麻仁等を扱う。製薬会社に原料供給、各種健康食品の企画、OEM 販売。予防医学会の設立メンバーとして尽力。統合医療推進市民機構理事長として健康に関する総合的な教育普及活動をもって企業、市民、医療の善循環システムの構築を目指す。2008年、国連支援交流協会理事に就任。2009年、メディカル市民フォーラムを国連支援交流協会の事業部として立ち上げる。「社会的弱者の人権」と「人と地球の健康」をテーマに活動を開始。2010年、NPO 法人統合医療塾理事に就任。2011年、上記活動を一般社団法人市民ネットワークとして開始。2017年、（一社）水素健康推進協会を設立、理事長に就任。2018年、株式会社サンテ・テクニカ代表取締役に就任。

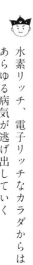

水素リッチ、電子リッチなカラダからはあらゆる病気が逃げ出していく

第一刷　2019年1月31日

著者　若山利文
　　　四角恒世

発行人　石井健資
発行所　株式会社ヒカルランド
〒162-0821　東京都新宿区津久戸町3-11　TH1ビル6F
電話　03-6265-0852　ファックス　03-6265-0853
http://www.hikaruland.co.jp　info@hikaruland.co.jp
振替　00180-8-496587

本文・カバー・製本　中央精版印刷株式会社
DTP　株式会社キャップス
編集担当　西脇　聖

ISBN978-4-86471-666-6

③《AWG》癒しと回復「血液ハピハピ」の周波数

生命の基板にして英知の起源でもあるソマチッドがよろこびはじける周波数を
カラダに入れることであなたの免疫力回復のプロセスが超加速します！

世界12カ国で特許、厚生労働省認可！　日米の医師＆科学者が25年の歳月をかけて、ありとあらゆる疾患に効果がある周波数を特定、治療用に開発された段階的波動発生装置です！　神楽坂ヒカルランドみらくるでは、まずはあなたのカラダの全体環境を整えること！　ここに特化・集中した《多機能対応メニュー》を用意しました。

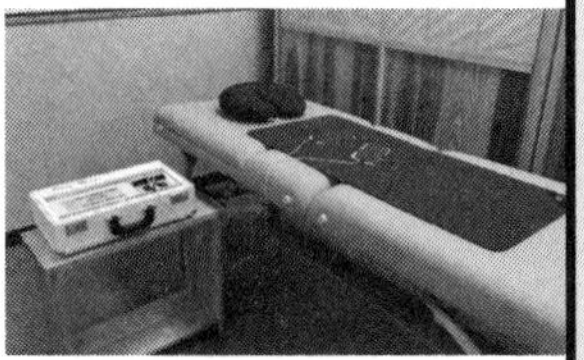

a.「血液ハピハピ＆毒素バイバイコース
　(AWG コード003・204)」　60分／6,000円
b.「免疫 POWER バリバリコース
　(AWG コード012・305)」　60分／6,000円
c.「血液ハピハピ＆毒素バイバイ＆免疫 POWER バリバリコース」120分／12,000円
《新メニュー》　・水素吸入器「ハイドロブレス」併用コース　60分／10,000円
　　　　　　　　・脳力解放「ブレインオン」併用コース　60分／10,000円

④量子スキャン＆量子セラピー《メタトロン》

あなたのカラダの中を DNA レベルまで調査スキャニングできる
量子エントロピー理論で作られた最先端の機器！

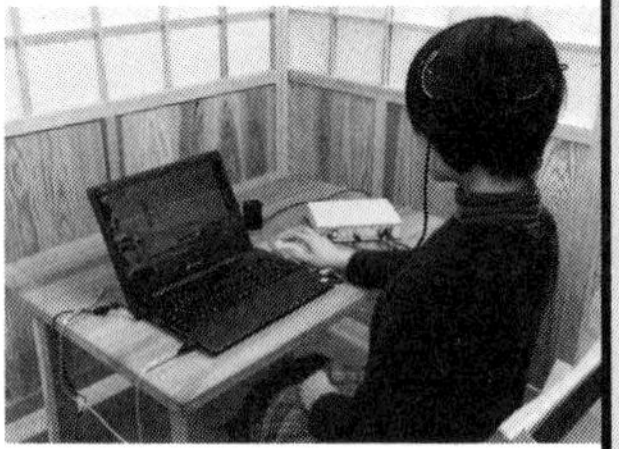

筋肉、骨格、内臓、血液、細胞、染色体など——あなたの優良部位、不調部位がパソコン画面にカラー６段階表示され、ひと目でわかります。セラピー波動を不調部位にかけることで、その場での修復が可能！　宇宙飛行士のためにロシアで開発されたこのメタトロンは、すでに日本でも進歩的な医師80人以上が診断と治癒のために導入しています。
a.b.ともに「セラピー」「あなたに合う／合わない食べ物・鉱石アドバイス」「あなただけの波動転写水」付き

a.「量子スキャンコース」　60分／10,000円
あなたのカラダをスキャンして今の健康状態をバッチリ６段階表示。気になる数カ所への量子セラピー付き。
b.「量子セラピーコース」　120分／20,000円
あなたのカラダをスキャン後、全自動で全身の量子セラピーを行います。60分コースと違い、のんびりとリクライニングチェアで寝たまま行います。眠ってしまってもセラピーは行われます。

c.「8Hz」地球と同化し幸福感にひたるコース
d.「10Hz」ストレス解消コース
e.「13Hz」集中力アップコース
f.「151Hz」眼の疲れスッキリコース

⑧脳活性《ブレインオン》

聞き流すだけで脳の活動が活性化し、あらゆる脳トラブルの予防・回避に期待できます。集中力アップや脱ストレス・リラックス効果も抜群です！

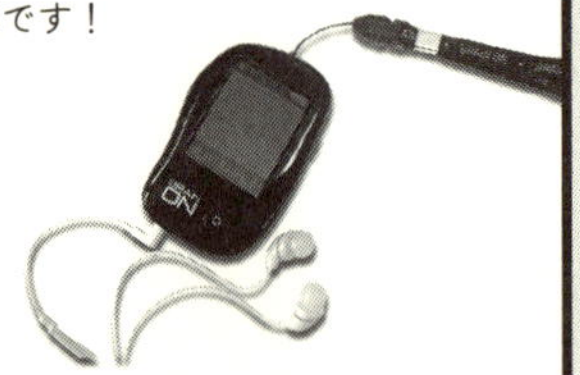

30分／2,000円
《AWG との併用　新メニュー》
・脳力解放「ブレインオン」併用コース
60分／10,000円

大脳皮質を活性化、右脳と左脳のバランスを整えるとともに、自律神経系の調節能力を向上させ、ゆったりとリラックスした脳波に導くブレインオン。身体がゆるむAWG に脳をゆるめるブレインオンを組み合わせた、心身ゆるゆるコースです。ベストパフォーマンスは緊張でガチガチになった身体からは生まれません。毎日の緊張が当たり前になってしまった方、自力では到達できない深いリラックス状態を体験してください。

⑨植物の高波動エネルギー《ブルーライト》

高波動の植物の抽出液を通したライトを頭頂部などに照射。抽出液は13種類、身体に良いもの、感情面に良いもの、若返り、美顔……など用途に合わせてお選びいただけます。より健康になりたい方、心身の周波数や振動数を上げげたい方にピッタリ！

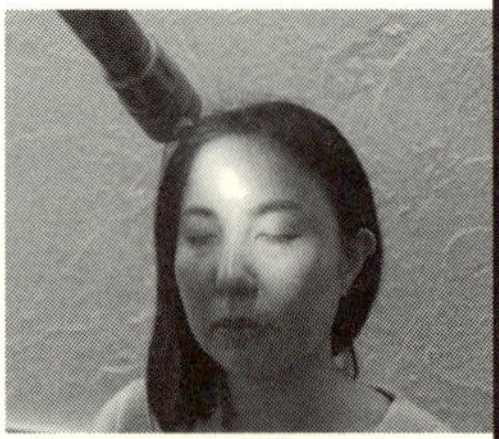

a. 健康コース　7か所　10～15分／3,000円
b. メンタルコース　7か所　10～15分／3,000円
c. 健康＋メンタルコース　15～20分／5,000円

⑤ソマチッド《見てみたい》コース

あなたの中で天の川のごとく光り輝く「ソマチッド」を
暗視野顕微鏡を使って最高クオリティの画像で見ることができます。
自分という生命体の神秘をぜひ一度見てみましょう！

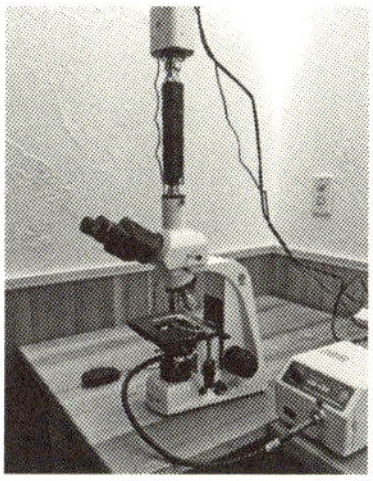

a．ワンみらくる　1回／1,500円（5,000円以上の波動機器セラピーをご利用の方のみ）
b．ツーみらくる（ソマチッド前後比較）2回／3,000円（5,000円以上の波動機器セラピーをご利用の方のみ）
c．とにかくソマチッド　1回／3,000円（ソマチッド観察のみ、波動機器セラピーなし）

⑥磁気不足解消《元気充電マシン》

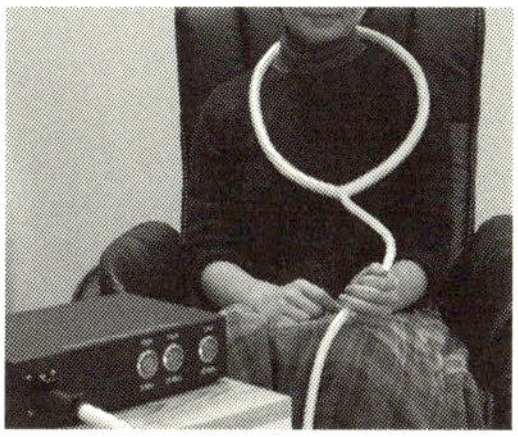

現代人は地球の磁気不足の影響をまともに受けています。それはコリや痛み、むくみなどのストレスとなってあなたを直撃します！　そんなあなたの細胞に電気パルス信号と磁気をガツンとあてて電圧を正常な状態に誘導します。
『神様からの贈り物コレクション』（ヒカルランド刊）の著者・越山雅代氏が活用して効果をあげているのがこの《元気充電マシン》です！

a．まったり♡低パワーコース　15分／1,500円　30分／3,000円
b．がっつり！ハイパワーコース　15分／1,500円　30分／3,000円

⑦脳活性《ブレイン・パワー・トレーナー》

ストレス脳波をやすらぎ脳「α波」、ひらめき脳「θ波」へ誘導、さらに「151Hz」で97%の人が視力向上！　航空自衛隊でも採用された驚異の実績！
この３つのWAVEを使い分けて脳力UP＆脳活性の最強アイテム！　ストレス解消、仕事効率、学力アップにもバツグンの威力を発揮します！

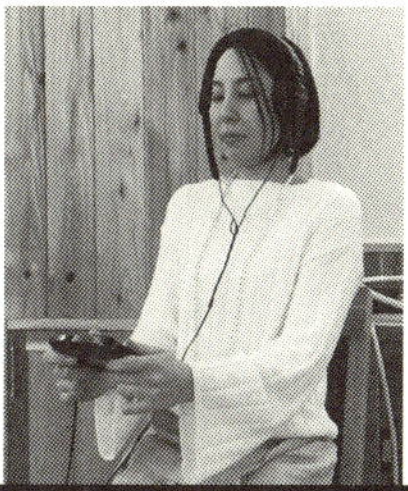

30分／3,000円　①～④の機器セラピーいずれかとセットの場合は2,000円。
a．「4Hz」瞑想、リラックスコース
b．「6Hz」ひらめき、自然治癒力アップコース